从提高受孕能力到不孕治疗

不孕怎么办

写给正在努力成为父母的朋友们

〔日〕盐谷雅英　邵　辉　著

邵　峰　译

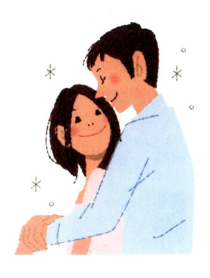

中国科学技术出版社

·北　京·

图书在版编目（CIP）数据

不孕怎么办：写给正在努力成为父母的朋友们 /（日）盐谷
雅英，邵辉著；邵峰译 . —北京：中国科学技术出版社，2015.1
ISBN 978-7-5046-6745-8

I.①不…　II.①盐…　②邵…　③邵…　III.①不孕症—诊疗
IV.① R711.6

中国版本图书馆 CIP 数据核字（2014）第 246899 号
著作权合同登记号：01-2014-8669

图书策划	胡　萍　张　楠
特约策划	刘　捷
责任编辑	张　楠　杨　丽
责任校对	孟华英
责任印制	张建农
装帧设计	中文天地

出　　版	中国科学技术出版社
发　　行	科学普及出版社发行部
地　　址	北京市海淀区中关村南大街 16 号
邮　　编	100081
发行电话	010-62173865
传　　真	010-62179148
网　　址	http://www.cspbooks.com.cn

开　　本	787mm×1092mm　1/16
字　　数	184 千字
印　　张	13
版　　次	2015 年 1 月第 1 版
印　　次	2015 年 1 月第 1 次印刷
印　　刷	北京凯鑫彩色印刷有限公司
书　　号	ISBN 978-7-5046-6745-8/R・1792
定　　价	43.80 元

作者简介

医学博士　盐谷雅英

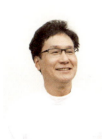

　　1985年毕业于日本岛根医科大学，同年进入京都大学妇产科，开始从事不孕治疗的临床和基础研究。1994年获得日本京都大学医学博士学位。2000年3月起，先后在神户市及美国加州圣地亚哥成立了3所英医院生殖中心。现任日本英医院及美国英医院生殖中心董事长。2011年被日本最大报刊《读卖新闻》评比为日本试管婴儿成功率第一。历任日本IVF学会理事、日本生殖再生医学会及日本哺乳动物卵子学会评议员、兵库县产妇人科学会委员。著书《想要宝宝的人》《不孕治疗指南》等。

医学博士　邵　辉

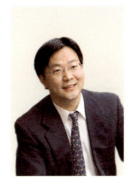

　　1984年毕业于北京中医药大学，1992年获得日本大阪大学医学博士学位。其标志性研究成果Shawkea T-1对不孕不育治疗效果显著。现任国际（日本）中医学振兴会主席、日本子宝心理咨询学会主席、日本最大媒体NHK及朝日文化等主流媒体专任健康养生学讲师、英医院生殖中心特邀疑难病汉方顾问、美国英医院生殖中心董事、日本产业医科大学讲师、日本《增强健康》杂志主编等职。著书《解毒革命》《4000年健康法》《刮痧美容》《针灸临床治疗法集》等。

序言

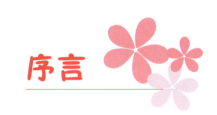

　　这是一本关于不孕不育医学知识的科普读物。本书的两位作者分别为日本生殖医学界的领军人物、英医院生殖医疗中心的盐谷雅英博士和毕业于北京中医药大学后长期在日本从事中医药健康养生理论指导的邵辉博士。由于日本高龄不孕者较多，两位博士在体外受精治疗及运用中西医结合方法养护卵子方面做了大量深入细致的研究工作。他们在这一领域的研究成果对于我国妇科医学及生殖辅助医学也有许多启发和帮助。该书通俗易懂，并配以大量生动有趣的插图，把从怀孕机理到不孕治疗的各个环节一一做了介绍，无疑会让广大备孕妇女及其家庭深受教益。

　　我曾经说过："一个家庭对孩子的期待，远远大于对疾病治愈的期待，我愿意和她们一起面对困难。"在为人类解除病痛及带给大家健康的治疗理念方面，各国医务工作者的目标是一致的，无国界的。因此，我希望各国专家能够联手致力于不孕不育的研究与治疗，进一步增进国际间医学研究的交流与合作，大家互相取长补短，相互借鉴，共同面对难以克服的医学难题，为众多的因为不能生育而陷入困境与绝望的家庭带来希望的曙光！

　　我希望每个结缘此书的读者都能从中得到自己想要了解的生殖医学常识，并且希望有更多的医务工作者能够参与进来，与我们共同从事这项造福后代、造福人类、关系到人类未来命运的伟大的医学研究事业！

北京大学第三医院院长

生殖中心主任，教授，博士生导师

2014年9月

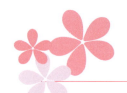

送个天使到您家

　　生一个健康的宝宝，是每位渴望拥有完美人生女性的追求。可是近年来，随着生活水平的提高，人们在生活富裕的同时，越来越受到环境污染、食品安全等问题带来的影响。特别是婚育年龄的普遍推迟，导致不孕不育症的患者人数呈爆发式增长。据统计，我国不孕不育的发生率，已由20年前的3％上升到现在的12％；而常规不孕不育症的治疗也往往让患者倍感焦虑和紧张，尤其在漫无边际的求医路上，许多人对复杂而漫长的治疗过程产生畏惧心理，或被高额的治疗费用所击倒，最后心力交瘁，无所适从，从而贻误宝贵的治疗时机。很多女性不仅花费了大量的精力、财力和时间，还因此不能正常地工作和生活，甚至患上严重的抑郁症。她们有些人还背负着来自家庭内部及周围环境的巨大压力，甚至导致家庭破裂。虽然我们常用"感同身受"这个词表示对他人处境及遭遇的理解与同情，但是一般人很难理解一个不孕不育症患者内心的痛苦，他们所承受的巨大压力和痛苦是常人难以想象的。渴望怀孕、渴望生育、渴望得到自己的宝宝，是这些备孕妈妈们发自内心的呼唤，因为那是她们生命的延续！

　　为了圆天下所有想当妈妈的女性朋友们的这个梦想，许多医学专家致力于对不孕不育的研究和治疗。幸运的是，通过他们的努力已使众多原本对拥有一个真正遗传学意义上的孩子不抱希望的不孕症患者，重新获得了为人父母的机会，小天使的到来让许多濒临破裂的家庭重新燃起了希望。在这里，隆重向大家推荐这本书的两位作者，他们都是在这个领域取得丰硕成果的领军人物。

英医院生殖中心创始人盐谷雅英博士被誉为"日本不孕不育治疗的最杰出贡献者"。他长期从事胚胎研究，在世界范围内首次将初期胚培养至囊胚，其创造性地使用二阶段胚胎移植法、已经注册专利的薄膜法以及移植后所使用的黏胶法，这些方法均极大地提高了妊娠成功率，并在全球辅助生殖领域得到了推广应用。

自2000年开始，每年有十几万人次在该医疗中心进行人工授精、体外受精或显微授精的诊治，其成功率被日本媒体评为"日本第一"。特别值得一提的是，盐谷博士精湛的前培养技术——在受精卵培养的每个阶段，使用自主研发的营养比例不同的特制培养液，并且根据患者体质不同而调整，成为胚胎培养成功的重要保障。特制培养液缓解了受年龄影响而导致的卵子老化的世界难题，使高龄患者临床受孕率得到了显著提高。盐谷博士和他的医疗团队注意研究每一个操作细节，在专业技术上精益求精，追求完美。英医院生殖中心还拥有世界上最高端、最精密、最先进的医疗设备，再加上全心全意贴心周到的服务，使得英医院在全日本以及世界各地都赢得了巨大声誉。除了日本，盐谷博士最近几年还在美国开设了数家分院，他将与美国同仁一起将自己的医疗技术进一步推广，为世界上更多的不孕不育患者提供最有效的治疗。

邵辉博士毕业于北京中医药大学，主修传统中医理论。在日本留学期间系统地学习了日本汉方医学和现代西医学，毕业后长期从事临床医学基础研究，是一位不可多得的集中西医学精髓于一身的生物医药学专家。他长期致力于中医中药的抗菌消炎研究，并积极倡导能够激发人体本身的生命活力和提升健康水准的自然辨证治疗理念，其标志性研究成果是成功地从蒲公英里提取出有效成分Shawkea T-1。这是除蛋白质、维生素等维持人体基本生存的物质元素之外又一不可或缺的原生物物质，其所包含的原始动力可以激发人类自然繁殖的巨大能量；它在加快新陈代谢、消除浮肿、改善虚寒体质、利尿，尤其在养精生卵方面，能够发挥巨大作用，这就为众多不孕不育患者找到了解除病症的窗口，为消除体内的郁结疏通了道路，同时，也为进一步治疗奠定了坚实有力的基础。

邵辉博士以弘扬中国传统中医药学为己任，探索出一条将现代生物医药技术应用于中国传统中药有效成分的提取，并在世界范围内得到广泛认可的成功之路。现在，他的研究成果已经牢牢占据日本市场，被广泛应用于不孕不育的辅助治疗，效果显著；在马来西亚等东南亚国家，甚至在以西医为主流的美国都拥有了一席之地。可以说，邵辉博士的研究成果为中华医学这一民族瑰宝走向世界，做出了重要的贡献。

本著作由上述两位博士精诚合作，系统介绍了怀孕的奥秘、不孕不育的原因、检查的过程以及治疗的有效方法。盐谷博士为您解密体外受精和显微授精的高度医疗技术，告诉您如何运用现代化先进的医疗设备，凭借现代人类生殖医学手段，将自然状态下难以结合的精子与卵子分别取出，使其在人工环境中培养结合，发育成为胚胎，也就是人们常说的"试管婴儿"。邵辉博士秉承博大精深的传统中医理论，告诉您如何通过调理改善人体机能，唤醒生命原动力，使其自然激发生命的创造能力，同时为原始生命体打造一个更易受孕更易着床的舒适的内部环境。

可以说，二位博士的通力合作，是现代西方医学技术和传统中医理论的有机结合。相信通过本书通俗易懂的解释、生动形象的插图，能让您在不知不觉中对从备孕到患了不孕症应该如何治疗，有一个清楚的认识；进而根据自己的身体状况，采取科学合理的应对措施，以实现您憧憬的目标，让您在漫漫求子路上不再茫然。

祝愿您早日在两位博士的指引下找到迷路的天使，带他回家！！！

邵　峰

2014年8月

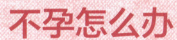

不孕怎么办

给渴望得到孩子的您——

一本帮助提高受孕能力和科学选择不孕不育治疗的书

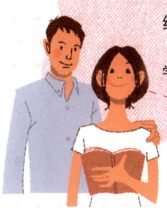

目 录

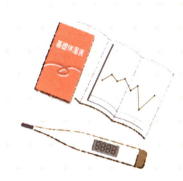

第二章 接受不孕不育检查 / 037

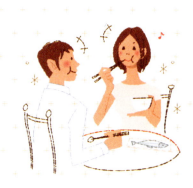

第三章　**不孕不育治疗的概要和基础知识 / 063**

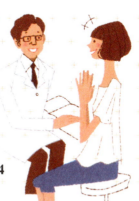

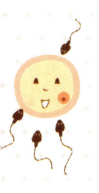

第一章
或许这就是不孕不育

要想怀孕就必须掌握身体构造与孕育机理，自然受孕的第一步就是掌握基础体温表的使用方法和进行夫妻生活的时机疗法。而且，还要注意一系列的身体问题。

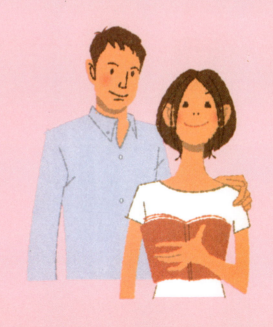

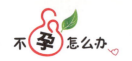

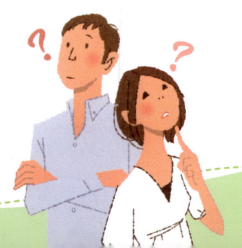

备孕妈妈的疑虑（Q&A）

我想要个宝宝，可为什么无法怀孕？
想知道身体的问题在哪儿？

明明没有避孕，却始终无法怀孕……长期这样下去，就应该考虑一下是否是身体问题导致了不孕。这里首先让我们掌握正确的知识来消除这些疑问吧。

月经问题

 月经不调且痛经严重会导致不孕不育吗？

 月经周期偶尔错开数日并无大碍，痛经严重多是子宫内膜异位症导致。

月经周期是指月经的第一天到下次月经的第一天之间的时间段，通常以 28 天为一个周期。但实际上因人而异，在 25 ~ 31 天范围以内都没有问题。超过这个范围的称为月经不调，可能会导致不排卵症、黄体机能不全，引起不孕。

严重痛经的人会潜在患有子宫内膜异位症或子宫肿瘤，这也是导致不孕的原因。痛经也因人而异，并不都是病，不服用止痛药就会影响日常生活的就需要到医院就诊了。（详见第 103 页）

月经量较少会导致不孕吗？

 月经量也是因人而异的，但有可能是卵巢和子宫活动力下降引起的。

月经量会随着年龄的增加而减少，但是月经量急剧减少则有可能是卵巢和子宫机能下降导致的，这也可能潜藏着导致不孕的原因。

另外，流产后月经量减少可能是由于子宫内膜变薄、子宫腔粘连而引起的。这些情况都可通过子宫镜检查得到明确的答案。所以当发现这种情况时，要及时到医院就诊。

 减肥后月经停止又恢复，这会导致不孕吗？

 月经恢复了就没问题了。但是需要注意短时间内的月经量减少。

现在如果月经已经恢复了，对受孕的影响就很小了。但是仅在体重恢复后月经才恢复的情况下就需要注意了。过度减肥不仅会导致月经、排卵停止，还会导致卵巢机能下降。其结果可能会引起受孕能力下降，所以不要在短时间内过度节食减肥。

 由非经期出血现象引起的不安。

 非经期出血现象可能是因为子宫内膜息肉引起的。

非经期出血现象多数是由于得了子宫肌瘤或者子宫内膜息肉，由于病变的部位及大小可能会阻碍受精卵进入子宫，因此成为导致不孕的原因。

特别是月经开始 2 周后的排卵日的不正常出血，因为比较常见而不被重视。这往往是由于子宫内膜息肉造成的，少数情况下是由于早期子宫癌引起的。不管怎么样，还是尽早治疗的好。**（详见第 95 页）**

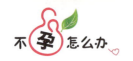

妇科问题

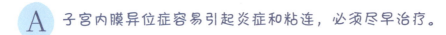

Q 被诊断患有子宫内膜异位症后，会引起不孕吗？

A 子宫内膜异位症容易引起炎症和粘连，必须尽早治疗。

　　子宫内膜异位症是指类似于子宫内膜的一种组织在子宫腔内以外的部位，如在卵巢、子宫肌层生长发育。在卵巢表面生长的称为卵巢巧克力囊肿，在子宫肌层生长的称为子宫腺肌症，两者都会引起不孕症。并且，子宫内膜异位症所生长出的组织不能像经血一样被排出体外，一旦在卵巢和子宫肌层堆积的话就容易引起炎症及与周围组织发生粘连。因为病情不同所需的治疗方法也会不同，所以必须尽早治疗。（详见第103页）

Q 以前有过人工流产的经历会导致不孕吗？

A 无需过度担心，只需检查子宫内膜状况即可。

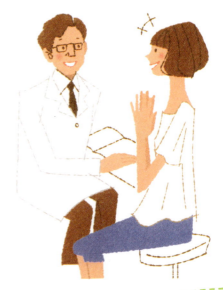

　　因为人工流产而导致不孕的情况并不多，并且，过去可以受孕说明现在也可以受孕。但是，人工流产手术实际上可能会给子宫内膜造成伤害，使得怀孕变难。如果担心可以询问医生，通过超声波检查和子宫镜检查来检查子宫内膜与子宫腔的情况。（详见第93页）

感染性病会导致不孕吗？

 性病感染者的众多衣原体病菌是引起输卵管堵塞的原因。

性病感染有很多种类，其中很多可能会导致不孕症。其中的衣原体病菌会引起子宫内膜以及输卵管部位的炎症，其后遗症产生输卵管粘连与堵塞，最终导致精子与卵子不能通过该通道。并且往往自己无法发现病症，多数是在不知情的情况下感染的。

诊断方法：一种是采取子宫颈的黏液来检查是否含有衣原体病菌，另一种是检查血液中是否携带衣原体病菌抗体。如果血液检查结果是阳性，那么不仅可以判断现在仍感染有衣原体，还能够检测出以前是否有感染过衣原体。

不论哪种情况，输卵管受到创伤都会导致不孕，所以建议请医生做一个输卵管造影检查。（详见第 89 页）

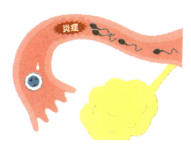

注：由于衣原体病菌感染而造成输卵管发炎，会阻止精子与卵子结合，引起不孕。

 小的子宫肌瘤会导致不孕吗？

 虽然小的子宫肌瘤是没有问题的，但根据肌瘤位置不同，有的则必须摘除。

子宫肌瘤是指生长在子宫内的良性肿瘤，多见于年长女性。肌瘤很小的情况下，多数是可以受孕的。但是在子宫内侧突起的黏膜下的子宫肌瘤可能会在受精卵进入子宫的通道上形成障碍，从而阻止受精卵进入子宫。即便是很小的子宫肌瘤，如果成为受孕的障碍就必须切除。（详见第 93 页）

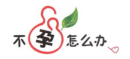

女性日常问题

Q 平时体温较低会不容易怀孕吗？

A 受孕与平时体温并没有关系，但如果是虚寒体质的话，最好还是调理一下。

平时体温较低与受孕并没有关系。但是除了平时体温低，还经常手脚冰凉的虚寒体质的人，会不太容易受孕，需要调理。虚寒体质是血液循环不畅引起的，卵巢和子宫的血液循环不畅会引起其机能变差，所以请选择一种有利于血液循环的生活。

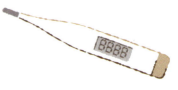

Q 身体本身没什么大毛病，为什么没有怀孕？

A 有半年到一年正常的性生活仍不能怀孕就有不孕的嫌疑了。

医学上，将育龄夫妇在未采取避孕措施进行正常的性生活两年以上仍不能够怀孕的现象称为不孕不育。但实际上，未采取任何避孕措施正常性生活半年到一年仍无怀孕迹象的就可判定有不孕不育的嫌疑了。如果自身有这种情况，不必紧张，去咨询一下医生。

随着女性年龄的增长，卵巢机能会衰弱，体质也会变得不易受孕，一旦过了30岁，推荐大家还是尽早到医院就诊比较好。

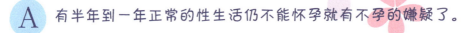

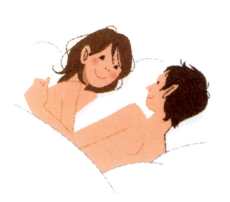

听说35岁后再想怀孕就难了，是吗？

 随着年龄的增加受孕会变得困难，所以大家要注意保持正确规律的生活。

一般认为女性在 37 岁以前体质易于怀孕，38 岁以后女性的受孕能力开始急剧下降，46 岁后基本丧失了受孕能力。

其中第一个原因就是卵子的老化。作为卵子前阶段的原始卵泡在女性出生时就已经储存了，虽然每个月排卵一次，但随着年龄的增长女性卵子的质量会不断下降，也会因 X 射线等外界的影响而受到伤害，因此女性受孕能力会逐渐衰弱。其他的主要原因还有子宫肌瘤和子宫内膜异位症，其患病率也会随着年龄的增长而不断增加，这些都能成为不孕的原因。

不过，最近通过抗苗勒氏管激素（AMH）的测定，不仅能够测定卵巢的年龄，而且能够了解卵巢的储备能力，由此便可了解女性受孕的难易度。另外，通过 AMH 测定还可了解女性的卵巢年龄与实际年龄是否一致。通过一定的努力，是可以在一定程度上保持卵巢的年轻化的，因而选择正确规律的生活是很重要的。

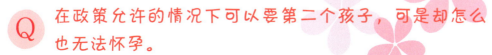 **在政策允许的情况下可以要第二个孩子，可是却怎么也无法怀孕。**

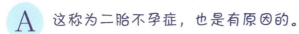 这称为二胎不孕症，也是有原因的。

很多已成功分娩过一个孩子的女性会产生这种疑问，明明在第一胎妊娠及分娩时都是很容易的事情，但第二个孩子却怎么也无法成功妊娠。这种情况被称为二胎不孕症。因为有过怀孕经历并成功分娩过一个孩子，所以认为身体很健康没有任何问题，但是有可能在成功分娩第一胎的同时也导致了第二胎不孕。

患有第二胎不孕不育的夫妇经常被发现是由于女性输卵管部位的疾病或男性精子异常引起的。这有可能是第一胎的时候病情较轻而未引起高度的重视，也有可能是第一胎留下的后遗症。

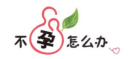

男性问题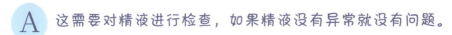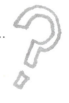

Q 男性患有糖尿病会不会影响受孕？

A 这需要对精液进行检查，如果精液没有异常就没有问题。

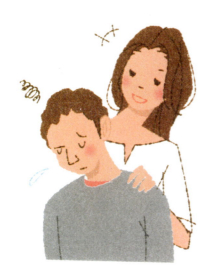

如果精液检查没有问题就不必担心，但是因糖尿病等生活习惯疾病多数情况下会使得造精能力下降，形成造精机能障碍，因此需要注意。这个问题只要通过精液检查就能够诊断。

另外，患有糖尿病的男性容易引起性功能下降。这是由于长期处于高血糖状态会使血液循环不畅，激素分泌能力下降，因此容易造成男性性功能勃起障碍。并且即使能够勃起，精液流入膀胱，会造成逆行射精等症状。因此建议先对糖尿病病症进行治疗，然后再接受不孕不育的治疗。

（详见第 117 页）

Q 男性不能射精怎么办？

A 应该先检查是否患有射精功能障碍。

射精功能障碍是指能够勃起却不能射精的症状。除了完全不能射精，射精功能障碍还包括只能通过自慰射精而不能在女性体内射精、不能控制时间的早泄和漏精。治疗方法一种是尝试接受射精障碍的治疗，另一种是提取精液采取体外受精的方法受孕。可以通过身体检查来确定是否真的无法射精。**（详见第 117 页）**

Q 以前有过不明原因的持续性发烧，会导致不孕吗？

A 可能会导致暂时性不孕，多数情况下会恢复。

男性高烧 40℃的时候会降低造精能力，可能会导致造精机能障碍。产生精子的睾丸在过热的状态下活动能力会降低。睾丸被包裹在阴囊之内，位于身体之外，就是为了维持不能过高的温度环境。比身体体温稍低的 32 ～ 34℃的温度环境是最适合睾丸维持自身正常机能的温度。因此，身体过热使睾丸温度过高，造精机能会受到影响，引起精子数量减少的少精症以及精子活动能力下降的精子无力症，最终导致不孕。然而这种情况只是暂时的，大多会恢复，所以无需过于担心。

但是，青春期后的流行性腮腺炎引起的发烧会引起睾丸发炎，造成造精机能障碍，这种情况下造精功能可能无法恢复，所以必须注意。

当然，高烧、流行性腮腺炎未必会引起造精机能障碍，因此不必过度苦恼，首先应该咨询医生。（详见第 107 页）

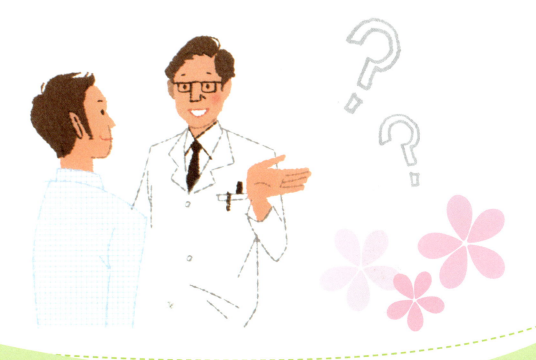

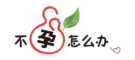

男女共同的问题

Q 吸烟会导致不孕不育吗？

A 男女吸烟都会导致不孕不育，所以请尽早戒烟。

　　众所周知，女性吸烟会对卵子质量及为受精卵提供着床环境的子宫内膜产生恶劣的影响。实际上，即使是接受体外受精的治疗，吸烟女性的卵子的受精率和受孕率都偏低。要想怀孕就必须先把烟戒了。

　　男性吸烟也会使造精能力下降，特别是当患有精子数量减少的少精症以及精子活动能力低的精子无力症时，因此希望各位患者尽早戒烟。（**详见第 164 页**）

Q 忙于工作很少有性生活，但还是想要个孩子。

A 建议夫妻应该经常交谈，在空闲的时候出去旅游。

　　任何人在工作劳累的时候都没有心思进行性生活。夫妻二人应进行交谈，确定是否想要孩子、想要几个孩子，要树立正确的育儿观念。

　　女性能受孕的年龄界限大体上已经确定，因此生育计划要根据想要孩子的人数和女性的年龄而制定，并在此基础上考虑夫妻今后的生活，思考如何避免无性生活。

　　夫妻二人忙于工作而没有性生活时最好尽量多安排休假，多旅游，多创造悠闲的二人世界。（**详见第 166 页**）

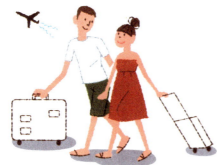

Q **性爱姿势会导致不孕吗?**

A 没有必要禁欲,也没有必要过度考虑性姿势,应该尽情享受性爱的乐趣。

通常人们认为在性生活中为了让男性分泌浓稠的精液,适当节欲比较好,但其实没有这种必要,并且在可能受孕的期间增加性生活的频率能够提高受孕率。在一定的程度上把握适当的排卵期,在此期间每天一次,或者一天多次性生活也没有问题。

另外,人们认为在性生活时普通体位会比较容易怀孕,射精后停止性行为能够保证精液不会溢出,但事实上受孕率并没有因此发生变化。最重要的是夫妻二人保持充满爱意的性生活。在享受性爱时,不要过多考虑受孕率,选择夫妻二人喜欢的方式进行性生活。

无法顺利地进行性生活会导致不孕不育。女性在疼痛、恐惧中无法接受阴茎插入,以及男性不能在女性体内射精的情况会成为不孕不育的原因。因为这些情况大多是由心理方面的原因造成的,所以接受专业的心理指导是非常必要而且有帮助的。**(详见第 166 页)**

 Q **工作压力大会影响受孕吗?**

A 可能会影响激素的分泌。

促进女性排卵的激素、促进男性造精的雄激素都是受到位于大脑的下丘脑发出的指令而分泌的。下丘脑原本就很容易受到压力的影响,压力过大会抑制激素的分泌,成为不孕不育的原因。平时处于压力下的人们,可以通过兴趣爱好、深呼吸放松等方法来驱散压力,千万不要积存自己的压力。**(详见第 164 页)**

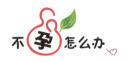

和怀孕有关的身体结构

在采取不孕不育治疗之前，首先应该了解与孕育相关的各个器官以及各自的位置、结构、机能等。

卵子与女性身体结构

与妊娠相关的器官主要有卵巢、输卵管和子宫等

卵巢、输卵管和子宫等是与女性妊娠密切相关的器官。卵巢将成熟的卵子排出后，经由输卵管壶腹部进入输卵管，与精子相遇后完成受精。受精完成后受精卵会朝子宫方向游动，在子宫内膜部位着床，最终受孕，婴儿在子宫内发育成长。

女性生殖器官位置

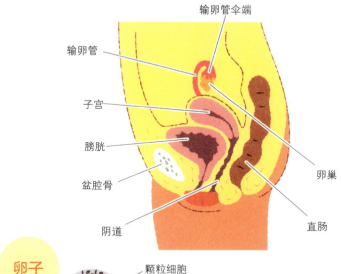

女性的生殖细胞为卵子，作为前阶段的原始卵泡在出生时就存储在卵巢中，然后在卵巢中发育成熟。

※ 图为排卵后的卵子形态

女性生殖器官构造

输卵管

连接卵巢与子宫，长约 12 厘米，左右各一个。分为输卵管伞端、输卵管壶腹部、输卵管峡部和子宫部四个部分。受精发生在输卵管壶腹部，输卵管内的纤毛能够帮助卵子和受精卵向子宫移动。

子宫内膜

附着在子宫内侧的黏膜，会周期性变厚，能够接受受精卵嵌入，在没有受精卵嵌入的情况下会脱落并排出体外，即形成月经。

输卵管壶腹部　输卵管峡部　子宫部

子宫底

子宫腔

子宫体部

子宫颈部

子宫

卵巢

位于子宫两侧，女性出生时就存储了能成为卵子的原始卵泡。并且能够分泌影响受孕的雌激素和黄体激素。

子宫颈

子宫内呈管状的部分，在排卵日前期会分泌子宫颈黏液（白带），能够帮助精子的进入。

输卵管伞端

输卵管的一部分，位于输卵管的顶部像扫帚一样伸展，能够抓住从卵巢排向腹腔的卵子，并将卵子推向输卵管。

阴道

与子宫相连的管道。性生活时接纳阴茎进入，同时富有伸缩性，也是婴儿的产道。

子宫

培育胎儿的地方。和鸡蛋差不多大，但怀孕后会随着胎儿的生长而变大，上面 2/3 称为子宫腔，下面的 1/3 称为子宫颈。

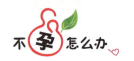

精子与男性身体结构

男性的生殖器官能制造并传送精子

　　男性体内的生殖器官主要作用是存储并制造进入女性体内的精子。以此为中心的性器官是睾丸，睾丸包裹于阴囊之中，青春期过后，位于睾丸内的精管里会产生精子。

　　在睾丸内产生的精子在附睾内经过 10 天的成长后获得受精的能力，成为成熟的精子，存储在附睾中。当收到射精命令后，与睾丸和前列腺分泌液一起通过输精管、尿道形成精液排出体外，这就是射精。

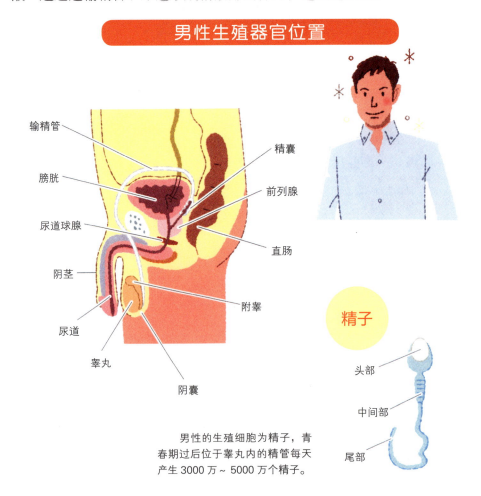

男性生殖器官位置

- 输精管
- 膀胱
- 尿道球腺
- 阴茎
- 尿道
- 睾丸
- 阴囊
- 精囊
- 前列腺
- 直肠
- 附睾

精子

- 头部
- 中间部
- 尾部

男性的生殖细胞为精子，青春期过后位于睾丸内的精管每天产生 3000 万 ~ 5000 万个精子。

男性生殖器官构造

输精管

在左右附睾上各延伸出的一条管道，将精子运送到前列腺附近。

尿道球腺

能够分泌碱性液体，帮助害怕酸性液体的精子通过尿道。

附睾

存储由睾丸产生的精子。精子在这里10天后就能成熟，具备受精的能力。

睾丸

生成精子的器官。睾丸内缠绕的细长精管能够产生精子，睾丸也具有分泌激素的功能。

阴茎

由阴茎海绵体和尿道海绵体组成，性兴奋时海绵体充血，阴茎勃起变硬。性生活时，阴茎进入阴道，并将精液送到阴道内。

膀胱

存储尿液的地方。当精子从尿道经过时，会关闭膀胱出口，避免精液逆流时与尿液混流。

尿道

一般情况下作为尿液排出体外的通道，射精时作为精液排出体外的通道。

前列腺

位于膀胱下，分泌柠檬酸的器官，精液的30%左右是前列腺分泌的液体。

精囊

精液50%的成分是由精囊分泌的，主要含有糖分以及用于精子运动的能量。其分泌液在前列腺与精子、前列腺液一起混合形成精液。

阴囊

包裹着睾丸和附睾的袋状物。为了保证睾丸制造精子的适宜温度，阴囊多比体温低2～3℃。

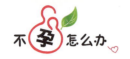

怀孕机理

要想怀孕就不能忽视月经和激素的功能。在这里，我们把受孕的各个环节及整个流程一一展示给大家。

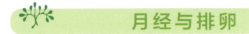

月经一般以一个月为周期发生一次

受孕与月经和排卵有很大的关系。对渴望孩子的人来说，或许因月经的到来会感到遗憾，但是有规律的月经恰恰能证明身体正在做受孕的准备。健康的女性在激素的作用下，一般以一个月为一个周期会有一次月经。

包裹着卵子的卵泡会在成熟时排出体外

月经是由于怀孕而会变厚的子宫内膜因没有受孕而发生脱落，并排出体外引起的。月经发生后卵巢就开始存储卵泡为下一次的受孕做准备。存储在卵巢中的原始卵泡中的几十个会在激素的作用下变大，其中只有最大的一个卵泡（称为主卵泡）会被留下来，其他的卵泡会逐渐消失。主卵泡成熟后直径大约20毫米，成熟后卵子会破坏卵泡从卵泡中游出卵巢。这就是所谓的排卵，大约发生在月经后的2周。

卵巢内残留的卵泡成分会变化形成一种被称为黄体的组织，随之子宫内膜变厚、变软，为受孕做准备。另一方面，如果没有受孕，黄体会凋落，子宫内膜会脱落，在排卵后的2周后再次发生月经。

这种历经大约一个月的周期就是月经周期，主要分为月经期、卵泡期、排卵期、黄体期等四个时期。

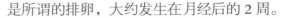

月经周期和排卵过程

卵子是由卵泡包裹并在卵巢中生长的。大约一个月周期性地被排出一次。

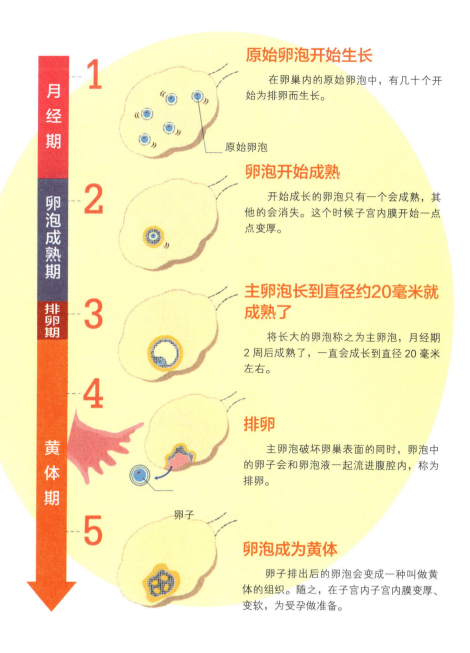

月经期

1 原始卵泡开始生长

在卵巢内的原始卵泡中，有几十个开始为排卵而生长。

原始卵泡

卵泡成熟期

2 卵泡开始成熟

开始成长的卵泡只有一个会成熟，其他的会消失。这个时候子宫内膜开始一点点变厚。

排卵期

3 主卵泡长到直径约20毫米就成熟了

将长大的卵泡称之为主卵泡，月经期2周后成熟了，一直会成长到直径20毫米左右。

黄体期

4 排卵

主卵泡破坏卵巢表面的同时，卵泡中的卵子会和卵泡液一起流进腹腔内，称为排卵。

卵子

5 卵泡成为黄体

卵子排出后的卵泡会变成一种叫做黄体的组织。随之，在子宫内子宫内膜变厚、变软，为受孕做准备。

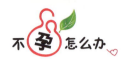

从排卵、受精到着床

卵子与精子结合进入子宫即受孕成功

　　受精是指女性的卵子与男性的精子结合。排出的卵子（详见第 17 页）在输卵管伞端进入输卵管，在输卵管壶腹部等待精子。另一方面通过性生活，数千万至数亿个精子进入阴道内，游过子宫进入输卵管壶腹部，其中到达输卵管的只有几百个，然后，最先能够穿破卵子的一个精子能够进入卵子内部，最终完成受精。一旦有一个精子进入卵子后，其他的精子就不能进入了。

　　受精卵在卵子核与精子核融合后，不断进行细胞分裂。不断裂变为 2 细胞、4 细胞、8 细胞，同时从输卵管壶腹部游向子宫。到达子宫 5 ~ 6 天后，受精卵形成囊胚的状态，并嵌着在子宫内膜上。这样便完成了受孕过程。

从排卵到受孕的各个过程

　　排卵后卵子与精子结合完成受精，在子宫内膜着床后完成受孕。

1 排出的卵子进入输卵管

从卵巢排进腹腔的卵子堆积在输卵管伞端，并进入输卵管，在这里等待与精子结合。

2 通过性生活精子进入子宫

性生活时，一次射精大约有数千万至数亿个精子进入阴道，朝子宫颈方向移动，只有充满活力的精子才能通过子宫颈。

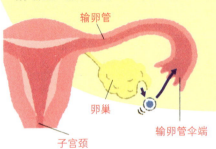

输卵管
卵巢
输卵管伞端
子宫颈

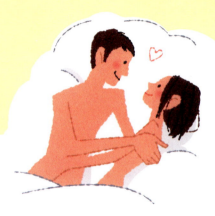

3 精子游向输卵管

进入子宫的精子会朝两侧的输卵管突击，这期间卵子会在输卵管壶腹部等待精子的到来。（在排卵前，精子会在输卵管中等待卵子）

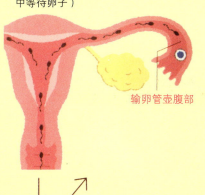

输卵管壶腹部

4 受精

安全到达输卵管壶腹部的精子包围着卵子，然后会有一个精子突破卵子的透明带进入卵子，完成受精。在第一个精子进入卵子的瞬间，受精卵的周围会形成一层壁垒，其他的精子就不能再进入。

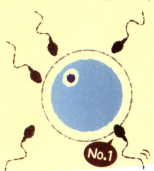

5 受精卵不断进行细胞分裂进入子宫

4 中的受精卵在卵子核与精子核融合后，不断进行分裂，与此同时从输卵管壶腹部游向子宫。

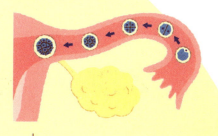

6 受精卵在子宫内膜着床后，完成受精

进入子宫的受精卵会进一步的反复分裂。到达囊胚阶段后会在变厚的子宫内膜中着床。这时受孕就完成了。

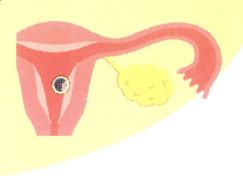

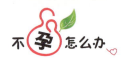

激素与受孕的关系

与顺利怀孕密切相关的激素

正如前面所描述的，要想成功怀孕，受孕的各个步骤都必须顺利进行。不孕不育多数是在这个过程的某个地方潜伏着问题，不孕不育治疗就是在找到这个地方和这个问题后开始治疗的。

激素在这个受孕过程中，发挥着不容忽视的作用。因为月经和排卵受到激素的控制，所以激素的正常分泌对希望怀孕的人来说是非常重要的。

月经周期与激素分泌的变化

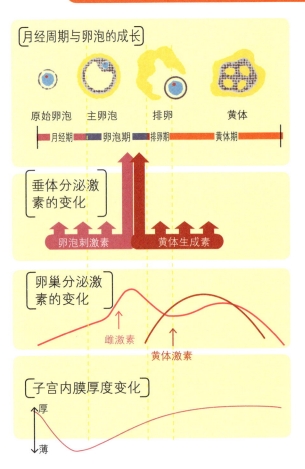

在激素的影响下发生排卵

激素以血液为载体将大脑里的下丘脑和垂体发出的指令传达给卵巢，把卵巢的指令传达给子宫，发挥调节卵巢与子宫的作用。

在月经期，如果大脑里的下丘脑分泌出促性腺激素释放激素（GnRH），垂体就会分泌出促进卵泡生长的卵泡刺激素（FSH），使得卵巢内的原始卵泡开始生长。原始卵泡长大后，卵巢开始分泌雌激素，使得子宫内膜变厚。在卵泡成长到能够排卵的成熟阶段时，卵巢

开始与下丘脑进行联络，这次是抑制卵泡刺激素的分泌，替代的是向垂体发出大量分泌黄体生成素（LH）的指令，从而引起排卵。

　　排卵后，卵泡成为黄体，卵巢分泌黄体激素和雌激素。在这两种激素的作用下子宫内膜变厚、变软，调整为受精卵容易着床的状态。

激素的流程图

　　月经和排卵是在各项激素向身体发出指令后发生的。

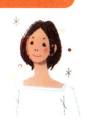

激素的联络图

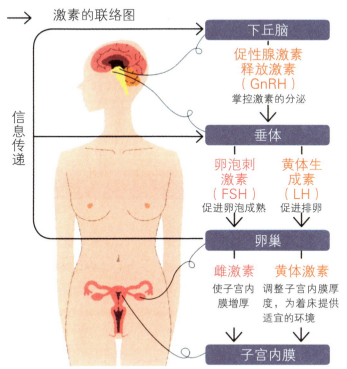

下丘脑	促性腺激素释放激素（GnRH）掌控激素的分泌	作为所有激素的总司令，分泌促性腺激素释放激素。
垂体	卵泡刺激素（FSH）促进卵泡成熟　黄体生成素（LH）促进排卵	受到下丘脑分泌的促性腺激素释放激素的刺激，分泌卵泡刺激素和黄体生成素。
卵巢	雌激素 使子宫内膜增厚　黄体激素 调整子宫内膜厚度，为着床提供适宜的环境	随着卵泡的成长，卵巢分泌雌激素和黄体激素。
子宫内膜		在雌激素和黄体激素的作用下，子宫内膜变厚，为受精卵的着床提供一个更加适宜的环境。

信息传递

卵巢与卵子的老化

就像身体会随着年龄而老化一样，卵巢和卵子也会随之老化。所以应该在日常生活中注意保持规律的生活状态，保持卵巢年轻化。

从出生开始女性就拥有卵子

女性在出生时体内就有作为卵巢一部分的原始卵泡（能培育出卵子的细胞），其中的大部分在成熟前就衰亡了。女性在出生时体内大约有200万个原始卵泡，到初次月经的时候只剩下20万～30万个，自此之后，每个月会减少几百个，45岁时就只剩下几千个了。女人一生中排出的卵子也仅仅只有500个左右，大多数在成熟前就衰亡了。

卵巢、卵子会随着年龄的增加而老化

在原始卵泡随着年龄增加而老化的同时，卵巢会随之老化，卵子的质量也会随之下降。因此，培育拥有受精能力的卵子，促使卵巢排卵便会变得相对困难。

一般38岁后，原始卵泡的数量会减少到2.5万个以内，并且老龄化急剧加速。因此，46岁以后妊娠的希望会变得非常渺茫。

随着年龄的变化卵子的状态

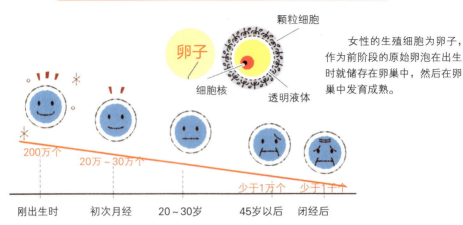

颗粒细胞

卵子

女性的生殖细胞为卵子，作为前阶段的原始卵泡在出生时就储存在卵巢中，然后在卵巢中发育成熟。

细胞核　　透明液体

200万个　　20万～30万个　　　　　少于1万个　少于1千个

刚出生时　　初次月经　　20～30岁　　45岁以后　闭经后

实际年龄与卵巢年龄的差距

最近医学界开始注意到卵巢的年龄。卵巢的年龄是通过计算血液中的抗苗勒氏管激素的数值得到的，这种激素是未成熟的卵泡分泌的，所以卵巢中拥有受精能力的未成熟卵泡越多，该数值也就越高，数值低的则说明卵巢年龄较大。通常，卵巢年龄会随着年龄的增长而增长，但也有的人其卵巢年龄比实际年龄小，而具有较高的受孕能力。尽管卵巢老化是一种自然现象，但是可以通过日常的生活习惯和饮食习惯来减缓老化的速度。卵巢达到 38 岁后受孕能力会明显降低。

保持卵巢和卵子年轻化的方法

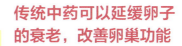

保持正确规律的生活方式
早起早睡有利于调节卵巢机能。

释放压力
压力可能会使激素节奏紊乱，请大家保持放松的状态。

不要让身体受凉
身体过冷会使血液循环不畅，卵巢机能紊乱。特别是不要让下半身受凉。

不要过度减肥
体重急剧下降会抑制激素分泌，减肥应该循序渐进。

保持膳食平衡
偏食会导致全身各个部分的生命力下降，请注意膳食营养合理。

禁烟
男女吸烟都会增加不孕的概率，需要马上戒烟。

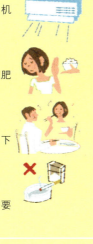

传统中药可以延缓卵子的衰老，改善卵巢功能

运用生物科技手段从蒲公英等中草药中提取的有效成分 Shawkea T-1，可以增加女性激素受体及增加包裹在卵子周围的营养物质——颗粒细胞，从而达到营养卵子和提高卵子质量的作用。同时 Shawkea T-1 口服液还可以直接作用于垂体，平衡激素的分泌，使女性体内的激素状况进行自我调节与修复，延缓高龄女性卵巢的衰老，保持卵巢和卵子的年轻化。

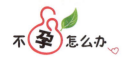
制作基础体温表

坚持每天测量基础体温不仅能了解月经周期，还能够掌握排卵日期和激素的分泌状况。

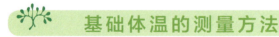
基础体温的测量方法

通过对基础体温的测量掌握容易怀孕的日期

基础体温是指只需维持呼吸、新陈代谢等必需的生存活动下的体温，也就是睡眠时的体温。

女性身体会随着月经周期而引起基础体温变化，通过测量2个月的基础体温，不仅能够预测月经周期，还能在一定程度范围内预测排卵期，从而选择在排卵的时候进行性生活就能提高受孕的概率。因此，如果想自然受孕，第一步就是测量基础体温。

醒来后马上测量基础体温

了解真实的基础体温，重要的就是在接近睡眠的状态下进行测量，身体即使是稍微的运动也会使体温上升；饮食、运动都会燃烧很多能量，更会使体温上升。因此，应该在早上醒来后马上测量，基本上是在被窝里测量的。另外，不规律的生活会测量出不准确的数值，所以每天要保证至少4小时的睡眠时间。最好在每天的同一时间测量，即使不能在同一时间测量，也应该在每天醒来后马上测量。

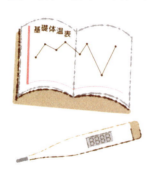

枕边除了要准备体温计，还要准备好基础体温表和记录用的纸笔，测量完后就记录下来。基础体温表能够让你一眼就看出体温的变化。记录体温的时候，最好把月经、白带状况以及是否有性生活等情况一并记录下来。

除此之外，基础体温会受到身体细微变化的

影响，当出现与平时不一样的情况时，如感冒、饮酒、睡眠不足、旅行等，要把这些一起记录到基础体温表上。

测量基础体温的要点

卵子是由卵泡包裹并在卵巢中生长的，大约每个月周期性地被排出一次。

1 醒来后马上测量并记录基础体温

因为身体活动会使体温上升，所以要在早晨醒来后未下床之前测量，最好是睡觉前就把体温计放在床头柜上。

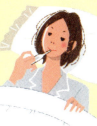

2 每天都在同一时间测量

每天测量的时间差距很大的话，基础体温也会不稳定。若因为睡懒觉、旅行等而在平时不一样的时间测量时，要把这些情况一并记录下来。

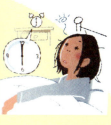

3 使用特定的基础体温计

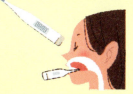

基础体温的变化范围很小，多在0.2～0.4℃之间，为了更容易看清体温的变化，最好还是使用刻度更精细的特定的基础体温计。

4 记录

记录测量的数据，将测量的体温制作成曲线表，能够很快看出自己的月经周期和排卵日期。（详见第27页）

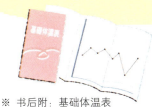

※ 书后附：基础体温表

Q 忘记测量了，可以在其他时间测量吗？

A 最好还是第二天再测量。

起床后的活动会使体温上升，就不是正确的基础体温了。忘记测量了就把那一天的空出来。坚持每一天都测量确实很有压力，即使是有一天忘记了也不要放弃，最重要的就是坚持。

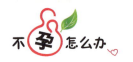

基础体温表的查看方法

正常的基础体温呈高低温双相分布

　　基础体温本来是不会变化的，但女性会有 0.2 ～ 0.4℃的变化，月经期间激素分泌会发生变化，基础体温也会受到影响。这种体温变化能够反映出月经周期、排卵日期以及激素的分泌情况。

　　如果激素分泌正常的话，做出的基础体温表会像 27 页的一样呈高低温双相分布。在两个区间内，体温高的区间称为高温期，体温低的区间称为低温期。从月经开始第一天后的大约 2 周时间是低温期，排卵日基础体温降至最低，排卵后体温开始上升，一直到下次月经之间约 2 周的时间是高温期。理想中的基础体温是从低温期急速上升至高温期。

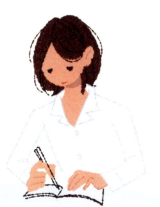

　　排卵后卵泡变成黄体，激素的增加引起基础体温上升。如果基础体温出现明显的高低温双相，则表明激素分泌正常，并且有排卵现象；相反，如果基础体温没有高低温双相的区别，则表明激素分泌异常。

体温上升时发生排卵

　　如果基础体温明确分为高低温双相，那么排卵是在月经开始的 2 周后即低温向高温转变的时候发生的。这个时候，在低温期的最后一天体温会降至最低（将这一天称为体温最低日），排卵多发生在这一天，之后体温会急剧上升。但是排卵日因人而异，有的会在体温最低日前一天，也有的在体温最低日的第二天。还有的人，没有明显的最低体温日，直接从低温过渡到高温了，这种情况下根据基础体温表来判断排卵日是很困难的。如果高低温区间明确分开的话就有可能预测排卵日。

基础体温表的制作及查看方法

测量的体温不要忘记填到表上，即使某一天忘记了也不要放弃，最少坚持 2 个月。

低温期

正常的基础体温表中，月经开始后到开始排卵的大约 2 周时间，体温偏低。

高温期

正常的基础体温表中，排卵开始到下个月的月经开始之间的约 2 周时间，体温偏高。

日期、月经周期

以月经周期为日期，把月经开始的第一天记为 1。

记号

×…月经
+…分泌物（量变多的时候用卄、卅等加以区分）
▲…非经期出血
△…小腹疼痛
○…性生活

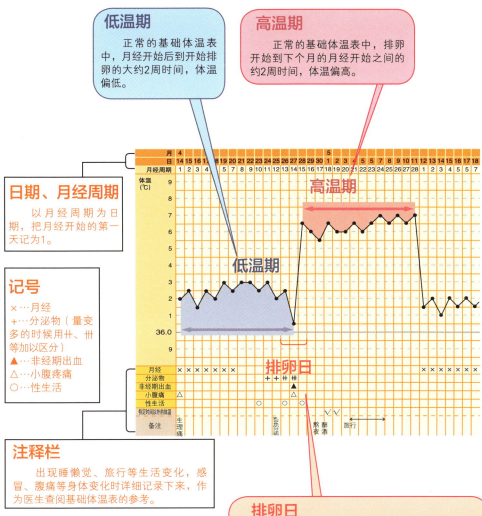

注释栏

出现睡懒觉、旅行等生活变化，感冒、腹痛等身体变化时详细记录下来，作为医生查阅基础体温表的参考。

图表的制作方法

在测量日相对应的刻度上画出·，然后把每个·用直线连接起来，形成一张折线图。

排卵日

一般情况，从低温期过渡到高温期会有体温急剧下降的一天（当然也有人体温没有大幅度下降），这一天就是排卵日。但也会因人而异，包括这一天的前后 1～2 天都有可能发生排卵现象，因此医学上将排卵日及排卵日前后各 1～2 天的时间称为排卵期。

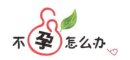

通过基础体温能够了解激素和子宫内膜的情况

基础体温的变化，反映了女性生殖机能的健康状况，不仅能够预测排卵期，还能在一定程度上帮助了解不能直接用肉眼观察的卵泡生长状况和子宫内膜的状况。

比如，如果低温期时间过长的话，有可能是卵泡刺激素分泌不足、卵泡发育缓慢；如果高温期过短的话，则有可能是孕激素分泌过少，子宫内膜厚度及发育不充分（**黄体机能不全，详见第 97 页**）。这种情况和 29 页所说的情况都有可能成为妨碍受孕的原因，出现这种问题请尽早到医院就诊。

基础体温与身体的变化

女性的身体在激素作用下，卵泡成长、子宫内膜变厚、基础体温随之发生相应变化。请参照下图中"基础体温的变化"阅读以下三项内容。

●基础体温的变化

在卵巢分泌的黄体激素的作用下，女性的基础体温在排卵后到下一次月经之间会上升 0.2～0.4℃，进入高温区。

高温期
月经 低温期 月经
排卵

●卵泡的发育

低温期卵泡发育成熟，高温期排卵后的卵泡成为黄体。

卵泡刺激素　黄体生成素

原始卵泡　主卵泡　排卵　黄体

●卵巢分泌的激素的变化

在低温期，随着卵泡的发育，雌激素分泌变多，在其作用下子宫内膜增厚。高温期黄体生成素的分泌增多，使子宫内膜的厚度得以调节，为受精卵的着床提供一个更加适宜的环境。

雌激素

黄体激素

●子宫内膜厚度的变化

因月经脱落的子宫内膜在排卵时再度变厚，约为10毫米（生长期）；进入高温相后，在黄体激素的作用下，变得容易着床，最终成熟（分泌期）。

厚　　　分泌期
增殖期
薄　月经　　　月经

通过基础体温表可以了解身体的问题所在

通过观察基础体温的变化，可以了解身体发出的各种信号，对及时发现问题起到重要的指导作用。

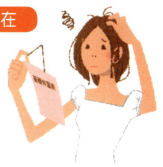

▲体温紊乱

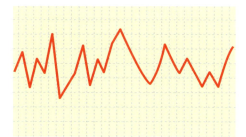

这是睡眠不足、生活不规律的表现，首先应该调整生活规律。

▲无法分辨高低温区间

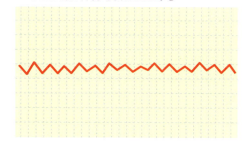

通常高低温区间有0.2～0.4℃的温差，如果没有这个温差，没有高低温区间，那么即使有月经可能也无排卵现象。

▲高温期时间过长

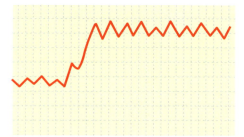

如果高温期超过16天，则很有可能自然怀孕，体温会持续高温。这时基础体温一旦下降，很有可能会导致流产和宫外孕的发生。此时应该尽早到医院就诊。另外，也有患内科疾病的可能性。

▲高温期短

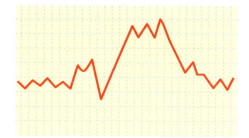

高温期过短的情况下，卵泡可能发育不成熟，也可能是患有黄体机能不全（**详见第97页**），请尽早到医院就诊。

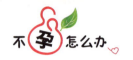

选择最佳受孕时间

要想受孕，重要的是在最佳时机进行性生活，请牢记这一提高受孕概率的秘诀。

 预测排卵日

时机疗法首先从预测排卵日开始

要想怀孕就必须让精子和卵子相遇并结合，时机疗法就是为提高受孕率选择在精子与卵子容易相遇的日期进行性生活。

多数医院会建议不孕不育夫妇在治疗初期选择这种方法，但是如果能够预测排卵期的话，自己在家也能够根据这种方法来进行试孕。

在最佳时间进行性生活是不孕不育治疗的基础，所以想要孩子的夫妻们一定要尝试一下这种方法。

在基础体温表的基础上，兼用排卵试纸

自己在家预测排卵期的方法有很多，其中最基本的就是通过使用基础体温表，从体温的变化预测排卵期。（详见第 27 页）

另外，药店里有监测排卵期的排卵试纸，还可以通过检查子宫颈液（白带）预测排卵期。排卵期检查药物是通过检查排卵期前分泌的大量黄

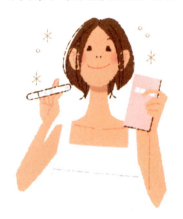

体生成素来进行的，如果检查结果是阳性，那么检测当天或者第二天就是排卵期。这一方法适合那些由于月经不调等原因不方便通过基础体温表来预测排卵期的人。子宫颈液检查是通过子宫颈管里的黏液来预测排卵期的一种检查方法。

这些方法结合基础体温表能够更容易地预测排卵日。

排卵期的预测方法

方法 1 **查看基础体温表**

尽管因人而异，但一般情况下，从低温期过渡到高温期会有体温急剧下降的一天，这一天及前后各1~2天的时间段为排卵期。基础体温表在一定程度上能够预测出排卵期。（详见第27页）

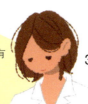

36.2℃

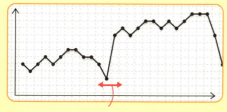

这个期间排卵的可能性高

方法 2 **使用排卵试纸**

黄体生成素在排卵期的分泌会增多，尿液中的浓度也就随之升高。出现阳性反应的话，当天或者第二天就是排卵日。这种试纸可以检查除早上第一次尿液以外的任何时间的尿液，第二天继续检查时，要在同一时间进行。

※使用方法可能不同，请按照说明书使用。

判断窗口

在采取尿液15分钟后，确认好尿量确认线，发生颜色变化后检查结果。

尿量确认线

尿液采取后盖上盖子，并平放，尿量确认线会变色。

尿液收集盒

将盖子取下，浸入尿液3秒钟以上。

判定 ▶ ◀终了

↓

判定

阳性 阴性

方法 3 **检查颈管黏液（白带）**

用手指取下黏在内裤上的白带并拉伸，检查其黏稠性。越接近排卵期，黏稠性越大。如果能够拉伸10毫米左右，那就是在排卵期前。

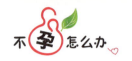

在受孕率高的日期进行性生活

受孕率高的时间是在排卵前（前4天加上排卵日共5天的时间）

按照上一页所说的方法，可在一定程度上预测出排卵期，在排卵期前后进行性生活。

相比排卵后进行性生活，在排卵前进行性生活的怀孕率会更高。因为卵子和精子的寿命是不一样的，卵子的受精能力寿命是在排卵后的 12 ～ 14 小时，而精子的受精能力寿命是射精后的 3 ～ 7 天。与精子相比，卵子的受精期限是短暂的，在排卵日前进行性生活不仅与最佳时间吻合，也提高了在受精期内卵子与精子相遇的可能。因为在排卵时，已经有精子堆积在输卵管中等待与卵子的结合了，所以效果会更好。包括排卵日及前 4 天（共 5 天时间）都是受孕率最高的日期。当然在排卵日后进行性生活仍有可能受孕。

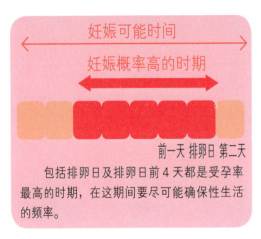

妊娠可能时间

妊娠概率高的时期

前一天 排卵日 第二天

包括排卵日及排卵日前 4 天都是受孕率最高的时期，在这期间要尽可能确保性生活的频率。

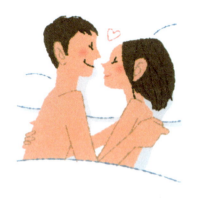

增加性生活的频率很重要

在受孕率高的 5 天要尽可能地抓住性生活的机会，这样排卵的时候就已经有很多精子等待与卵子结合了，怀孕率也就提高了。

有很多人认为，射精次数增多了，会导致每次射精的精子数量减少。确实精液有浓有稀，虽然有时射出的精子数量减少了，但多次性生活能够帮助提高受孕机会，所以不必过于在意。

不要长时间禁欲，不要把性生活当作义务

在最佳时间进行性生活的基础上，还想告诉大家的是，男性禁欲时间不能过长。如果禁欲时间超过 3 天的话，睾丸产生的精子长期处于等待的状态，活动能力会下降、精子的遗传性会受到伤害，导致怀孕率降低。

不要把性生活当作是生孩子的工作，过分看重排卵日期的话，会不自觉地把性生活当作是一种义务。这种压力可能会造成性功能障碍或者性行为障碍（**详见第 117 页 /99 页**）。夫妻间应该相互体谅，充满爱意地进行性生活。

提高怀孕率的性生活要点

1 在受孕率高的5天尽可能保证较高的性生活频率

包括排卵日及排卵日的前 4 天是受孕概率最高的时间。在这一时间段要尽可能多地进行性生活。

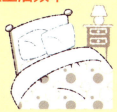

2 不要禁欲超过3天

禁欲时间过长的话，等待射精的精子活动能力会下降，状态变差，导致怀孕率降低。所以禁欲时间应该控制在 3 天以内。

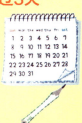

3 不要被排卵期束缚，要充满爱意地进行性生活

不要过分重视受孕率，把性生活当作生孩子的作业。把性生活当作义务也容易引起性功能障碍或者性行为障碍，应该充满爱意地享受性生活。

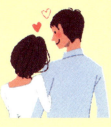

4 饮酒要适量

过度饮酒会导致勃起障碍，所以在性生活前饮酒要适度。并且吸烟会导致生殖器官血液循环不畅，故男女都应该戒烟。

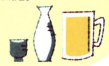

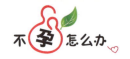

什么是不孕不育

　　一般每 10 对夫妻中就有 1 对因不孕不育而苦恼，虽然他们也特别渴望孩子，可是经过 2 年仍然没有怀孕。

没有采取避孕措施，两年仍没有怀孕

　　医学上的不孕不育定义为：育龄夫妻在没有采取任何避孕措施的条件下，经过 2 年正常的性生活仍不能怀孕的现象。

　　育龄妇女经历一次性生活怀孕的概率为 10% ~ 25%，也就是说如果在排卵日进行 4 ~ 10 次性生活的话，可能会有一次怀孕的概率。因此，在每个月的排卵期进行性生活的话就会有怀孕的机会，如果身体不存在引起不孕不育的各种症状的话，可计算一下 1 ~ 2 年的实际怀孕情况。据统计，八成以上的育龄期夫妇在备孕一年的情况下都能够成功妊娠，还有一成能在第二年成功妊娠，剩下的一成可能会由于不孕不育等原因而无法成功妊娠。

每10对夫妻中就有1对因不孕不育而苦恼

　　有一成的夫妻，即每 10 对夫妻中有 1 对会患有不孕不育，因此很多人会有这种烦恼。

　　不孕不育的原因很多，男女生殖器等器质性原因自不必说了，近年来的女性晚婚也成为不孕的一个重要原因。

Q 现在35岁了，结婚已经有1年了，还没有怀孕。这是不孕不育吗？

A 不孕不育的可能性很大。

经过2年的无避孕性生活仍没有怀孕的情况称为不孕不育。但最近认为，半年内没有怀孕迹象的就应该到医院进行不孕不育的检查。因为女性到了一定年龄后卵子的质量会随之下降，所以不孕不育的治疗会变得困难。只有调整好卵子、精子、输卵管、子宫和卵巢的状态后才能怀孕，所以应该尽早到医院就诊。

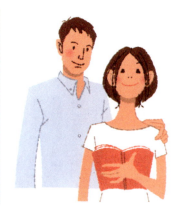

可能会引起不孕不育症的情况
如果发现以下情况请立即到医院就诊

女性

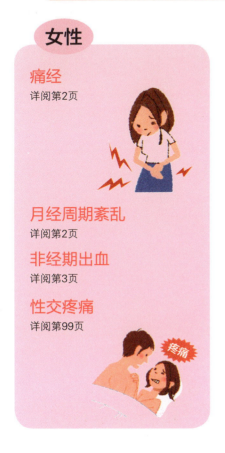

痛经
详阅第2页

月经周期紊乱
详阅第2页

非经期出血
详阅第3页

性交疼痛
详阅第99页

疼痛

男性

尿痛
排尿时感到疼痛，可能是衣原体病菌引起的尿道炎。

不能勃起、不能射精
详阅第117页

男女共有

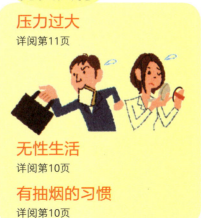

压力过大
详阅第11页

无性生活
详阅第10页

有抽烟的习惯
详阅第10页

　　随着女性年龄的增长，卵子的质量会不断下降，因此对于高龄女性来说受孕的可能性也相对减小。除此之外，在繁忙的日常生活下压力倍增，也容易引起女性激素紊乱、男性精子数量减少。

　　内心一旦产生不孕不育的疑虑，首先应该到医院接受检查，找出无法怀孕的原因。查明不孕不育的原因后再进行合适的治疗。

　　去医院的最佳时间：在预测的排卵期内不采取任何避孕措施的条件下经过半年正常的性生活仍无怀孕迹象的时候。并且，当出现严重痛经、不能勃起和射精的情况时，请立即到医院接受治疗。

白带（颈管黏液）

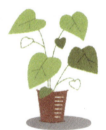

　　对于白带的重要性很多女性竟然不知道，这让笔者感到非常意外。要掌握基础知识，检查自身的身体状况。

　　白带是保护女性身体所必需的物质，是由子宫颈分泌的子宫颈黏液。主要作用是保持阴道的酸性，防止外部细菌侵入。另外还可以在排卵期使阴道碱性化，创造适合精子生存的环境，帮助精子进入。

　　并且，白带的分泌和状态会随着月经周期而变化。这和激素的分泌有着密切的关系（**详见第20页**）。对内裤上白带状况的观察可以了解激素的分泌状况。通常白带是透明、乳白色、奶油色的黏液状，如果出现了以下的情况，很有可能是身体的疾病引起的，请尽早到医院检查就诊。

月经周期各个阶段的白带状况

卵泡期	量	前半阶段量较少，排卵期开始后量增多
	状态	半透明状，黏性小
	气味	前半期气味较大
排卵期	量	量更大
	状态	透明有黏力，类似于蛋清
	气味	气味小
黄体期	量	接近月经期减少，但来月经前再度增加
	状态	没有黏力，颜色由透明变得白浊
	气味	气味强

※月经时没有白带

检查

出现以下情况，请到医院接受检查治疗

□分泌物呈现褐色或者粉红色（很有可能是非经期出血导致的）

□分泌物呈现黄绿色的囊状

□分泌物呈现白色乳酸奶酪状

□性器官有较强的瘙痒和疼痛感

第二章
接受不孕不育检查

出现不孕的迹象，去医院检查并了解相关知识是很重要的。为了使治疗的效果更加良好，这里，我们将详细地介绍检查的流程和内容。因为检查需要很长时间，所以请提前做好检查的准备。

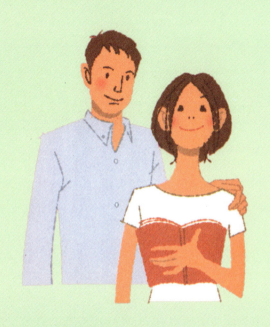

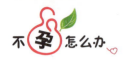

检查前的准备

发觉不孕，首先要去医院做检查

初次进行不孕门诊检查，一定会有很多不安。

这里，为做好心理准备，我们介绍一些需要事先准备的内容。

以接受一般健康检查的心态，早日接受检查

明明预测了排卵日，而且也没有避孕，半年过去却依然没有受孕迹象，就需要去做一次不孕门诊检查了。

不孕治疗与女性年龄有很大关系，越年轻治疗成功的可能性越高，往往容易取得好的结果。另外，治疗有时需要经过 2 ～ 3 年的长久过程，女性如果超过 30 岁，就应以接受健康检查的心态，早日接受检查。

初诊时会被问到的问题，应事先准备好

初诊往往容易紧张。为了避免在医生询问和填写问诊表时慌张，最好在接受问诊检查前先整理好问题。一般情况的问诊如 39 页列表所示，特别是对于患者的病史、患病时的年龄和病名，医生是一定要了解的。另外，将治疗的时间长短以及费用等需要向医生咨询的问题列出来，可以使问诊更有效。

另外，如果过去在别的医院接受过不孕治疗，带着有关检查结果和病历，也是必要的，这样可以省去不必要的检查。

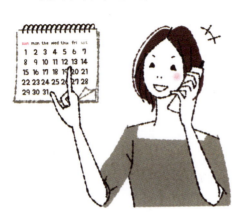

最好夫妇两人同时接受检查。实在做不到，即使一个人也要来

不孕不育治疗需要夫妻两人同心协力。造成不孕不育的原因有很多，而且由于男性原因造成的不孕不在少数（**详见第 65 页**），请尽量夫妻两人

一起到医院接受检查。

两人同时接受检查，医生可以同时对两人问诊。另外，当天如果可以进行精液检查的话，就可以了解更多情况，治疗也可以更早开始。

即使这样，也有很多男性对去医院就诊有抵触心理，或者时间上不方便等情况。这种情况下，即使女性一人也应尽早接受检查。由于精液检查自己在家中也可以操作，女性可以在初诊后带回精液检查容器，之后在家中进行精液采集，然后送到医院即可。

初诊时的内诊，女性需要脱掉内裤躺上诊查台。比起裤子和短裙，穿下摆较宽的长裙可以遮蔽身体，而且行动方便，特此推荐。

初诊前的准备

医生可能问到的问题

女性

□ 看病的理由
不孕或疾病的询问等
□ 关于月经
初潮的年龄/月经周期/月经血量/是否痛经/最近月经日期等
□ 关于夫妻生活
结婚年数/同房频率/避孕时间
□ 关于怀孕、生产
是否有怀孕、生产、流产
□ 关于健康状态
现在的健康状态和过去的病历/是否有药物过敏/吸烟、饮酒的频率

男性

□ 看病的理由　不孕或疾病的询问等
□ 关于同房、性功能的状态
勃起的状态/射精的状态/同房的频度/性欲有无/是否有睾丸疾病
□ 健康状态及其他
现在的健康状态和过去的病历/是否有药物过敏/吸烟、饮酒的频率

带好初诊时需要的物品

□ 医保卡
虽然有些治疗不在保险范围内，但基本的治疗如果在保险范围之内的可以使用保险

□ 基础体温表
记录到目前为止的排卵情况，对医生诊断有很大参考作用，所以请带好。没有记录习惯的人，请把大概情况跟医生说明

□ 金钱
有时不在保险范围之内，所以稍微多带一点比较好

□ 问题列表、可以了解治疗情况的病历等
整理好医生想问的问题。过去接受过不孕治疗的人，请携带病历及检查报告等资料

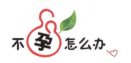

女性的初诊

初诊时会进行问诊、内诊、超声波检查，以便了解身体状况。
最后根据检查结果制定今后的检查日程。

初诊主要目的是了解现在的身体状况

初诊时，以寻找不孕的原因、把握身体状况为主要目的。正确填写问诊记录，对医生的问题要如实回答。就诊时间不限，但是就诊日与月经日相重合时，需要变更检查内容，请在事前告知医生。

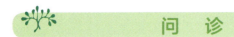

问　诊

根据病历和基础体温表来问诊

医生会根据病历询问生活情况、夫妻生活、月经开始的年龄、最近月经的时间、月经状况等问题。虽然会有夫妻生活以及过去流产经历等难以启齿的问题，但是这些对今后的诊断和治疗都有很重要的作用，所以请如实回答。如有基础体温记录请一定携带，这将作为医生重要的诊断材料。

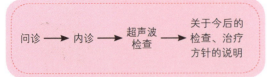

初诊的流程

问诊 ——→ 内诊 ——→ 超声波检查 ——→ 关于今后的检查、治疗方针的说明

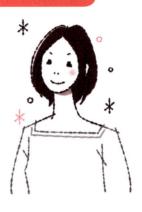

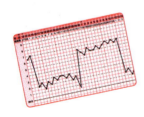

基础体温表
初诊时没有基础体温表的话，会接受基础体温测量方式的指导。以后，请记录并一定在检查时携带。

内　诊

诊查阴道、卵巢、子宫等的状态

内诊需要患者躺上内诊台，医生通过视诊及触诊，诊查阴道、卵巢、子宫等的状态。首先，使用阴道镜打开阴道，查看阴道和子宫颈部。确认阴道内部有无炎症、伤口、糜烂，并检查子宫颈部的情况。然后，将手指伸入阴道内，检查阴道和分泌物、卵巢和子宫的大小、硬度以及有无痛感。内诊需要脱下内裤，张开两膝。如果患者紧张用力，检查时会疼痛，因此保持放松很重要。

内诊的方法

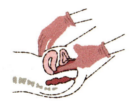

触诊时，医生一只手的手指探入阴道，另外一只手放在腹部，双手呈上下夹持状，以检查卵巢和子宫的状态。这种方式叫做双合诊。

检查方法
- 使用阴道镜检查子宫颈部
- 阴道、子宫、卵巢等用触诊检查

通过检查可以得知
- 激素分泌情况
- 颈管黏液状况
- 有无子宫颈癌
- 有无子宫肌瘤
- 有无子宫内膜症
- 有无卵巢肿瘤

超声波检查

检查子宫的状态、有无疾病

初诊的超声波检查：患者躺上内诊台，医生将探头放入阴道检查。检查时基本没有痛感。

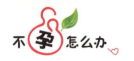

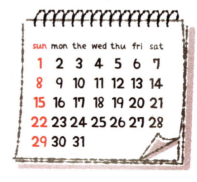

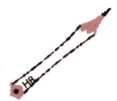

检查方法

●将超声波发出工具伸入阴道，接触腹部进行检查

通过检查可以得知

●有无子宫肌瘤、子宫内膜异位症、子宫内膜息肉、卵巢囊肿等疾病
●子宫的形态是否异常
●子宫和卵巢是否粘连

检查时卵巢、子宫的状况以及子宫的形状会显现在显示器上，可以确认子宫形状大小是否有异常，是否有子宫肌瘤（**详见第 93 页**）、子宫内膜异位症（**详见第 103 页**）、子宫内膜息肉（**详见第 95 页**）、卵巢囊肿等疾病。

另外，有的医院不是在初诊时进行超声波检查，而是在基本检查开始后进行。

女性的基本检查

所谓基本检查，就是为了查明不孕原因而进行的检查。

在这里，我们将介绍检查的流程以及各项检查内容。

基本检查要和月经期配合进行

基本检查是在得到初诊结果后，进一步探求不孕原因。因为检查要根据女性身体变化，有些只有在特定期间才能进行的项目，所以需要配合月经的时间进行检查。具体有配合卵泡期、排卵期、黄体期、月经期等各时期的检查。因此，一次完整的检查要花费 1 ~ 3 个月的时间。错过一次检查就要等上一个月，所以为了能早日完成检查，要注意不要错过检查日程。

基本检查的流程与检查项目

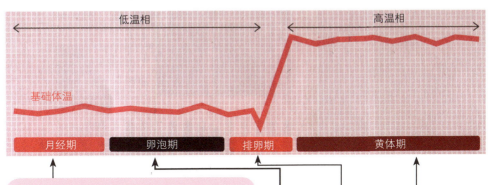

血液·激素检查

检查卵泡刺激素、雌激素、黄体生成素的分泌量。必要时，还要检查催乳素、雄激素、甲状腺激素、甲状腺刺激素的分泌量（详见第54页）。

超声波检查

测定卵泡的大小，根据发育状态推定排卵期。测定子宫内膜的厚度。必要时，观察子宫、卵巢的状态，检查有无疾病（详见第44页）。

子宫输卵管造影检查

检查子宫和输卵管的问题（详见第46页）。

通水·通气检查

检查输卵管是否有堵塞。

子宫镜检查

检查子宫内的状态（详见第49页）。

超声波检查

测定子宫内膜的厚度。确定卵泡的消失、黄体的形成。根据情况观察子宫和卵巢的情况，检查有无疾病（详见第44页）。

血液·激素检查

检测黄体生成素和雌激素的分泌量。必要时，要检查黄体生成素的分泌量（详见第54页）。

超声波检查

确认排卵是否正常进行。必要时观察子宫和卵巢的状态，检查是否有疾病（详见第44页）。

颈管黏液检查

检查颈管黏液是否分泌完全（详见第50页）。

声呐检查

排卵日性交后的检查，检查精子是否进入子宫内部（详见第51页）。

无需选择时日的检查

衣原体抗原检查

检查现在是否有衣原体感染（详见第53页）。

*有时会在初诊时进行。

抗衣原体抗体检查

检查是否现在或者过去有衣原体感染（详见第53页）。

抗精子抗体检查

检查是否有抗精子抗体（详见第52页）。

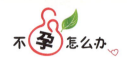

超声波检查

接受检查时几乎每次都会使用

　　超声波检查是通过探头发出超声波，触到身体后反射回的信号反映到显示器上来检查卵巢和子宫状态的。探头分为放入阴道的阴道用探头和放于腹部的腹部用探头，不孕检查主要是使用阴道探头。插入时，为了能够查看清楚，会涂上医用啫喱，几乎没有痛感。

　　超声波检查时，可以清楚查看到卵泡的变化，所以初诊之后，除了月经期，几乎任何时期都可以进行。可以检查卵泡的大小、是否排卵、黄体是否形成、是否有排卵问题等。在这里，让我们来详细看一下，每个时期超声波检查的目的和内容吧。

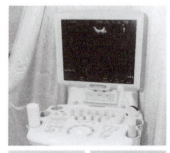

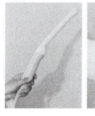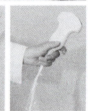

医生会用阴道探头（左下图）或腹部探头（右下图）做超声波检查，通过显示器上的信号来了解身体的状态。

卵泡期的检查

检查方法

用超声波的探头插入阴道，检查腹部

通过检查可以得知

● 卵泡的大小和发育状态
● 预测排卵日
● 有无排卵
● 子宫内膜的厚度
● 是否有着床障碍

检查的时期

卵泡期、排卵期、黄体期

　　卵泡期要测定卵泡的大小，检查发育状态。通常，卵泡在月经结束后渐渐长大，到排卵期 1 ～ 2 天前可以成长到直径 18 ～ 20 毫米。利用这个特性，结合尿激素检查和颈管黏液检查，可以推测正确的排卵日期。因此，对于时机疗法和人工授精都是不可或缺的检查。

排卵期的检查

　　检查排卵期是否真正排卵。排卵是指卵子突破卵泡，从卵巢中飞出。其中也有卵子已经成熟但卵泡没有破裂，卵子无法飞出的情况，这叫做黄素化非破裂卵泡（详见第 87 页）。出现黄素化非破裂卵泡后，基础体温会上升，看起来如排卵一样。但是，进行超声波检查的话，就可以确定破裂的地方，可以正确判断排卵是否正常进行。

另外，排卵时，从卵泡中会流出卵泡液，卵巢中会有出血，子宫后方会出现积液。这个状态是可以观察的，也可以成为确认排卵的线索。

黄体期的检查

黄体期，可以测量子宫内膜的厚度。通常，黄体期的子宫内膜为了受精卵容易着床，会增厚 10 毫米以上。但是，厚度不足时，就会有着床障碍的可能（详见第 93 页）。

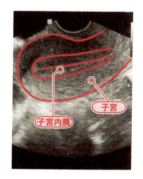

图为超声波显现的子宫。可以了解子宫内膜的厚度和有无疾病。

通过超声波检查可以得知

卵泡期	●卵泡的大小和卵泡的发育状态 ●预测排卵日
排卵期	●卵泡的大小和卵泡的发育状态（排卵前） ●预测排卵日（排卵前） ●子宫内膜的厚度 ●是否有着床障碍（详见第93页） ●卵泡是否消失，黄体是否形成以及是否有黄素化非破裂卵泡（是否排卵）（详见第87页）
黄体期	●子宫内膜的厚度 ●是否有着床障碍 ●卵泡是否消失，黄体是否形成以及是否有黄素化非破裂卵泡（是否排卵）（详见第87页）
随时	●子宫、卵巢的形态和状态 ●子宫肌瘤（详见第93页）、子宫内膜异位症（详见第103页）、卵巢囊肿等疾病的有无 ※不分时期，也有初诊进行的情况（详见第40页）

※月经期一般不进行超声波检查

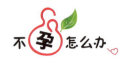

子宫输卵管造影检查

进行X线摄影，可以检查输卵管的通道及子宫状态

子宫输卵管造影检查是查看子宫状态、输卵管是否通畅、输卵管有无水肿的检查，基本上在无可能怀孕的卵泡期进行。

首先是使用细导管插入子宫腔内，注入造影剂（碘）。这样在 X 线照射下，子宫内就形成清楚的白色，可以检查子宫的形状是否正常。造影剂也会流向输卵管，因此，如果输卵管正常，一段时间后，会通过输卵管前端的输卵管伞端流向腹部，这个过程可以通过 X 线照射显示出来。如果输卵管狭窄或者堵塞的话，造影剂就无法通过，造影剂的白色影子会在中途停滞。

检查时如果感觉疼痛请告诉医生

检查会很快结束，但造影剂（碘）通过输卵管时会有少许疼痛。通常，检查前医生会开些止痛药，但每个人的痛感可能会有所差异。

输卵管狭窄和堵塞时，疼痛会比较明显。检查中疼痛情况对今后的治疗也是重要的信息，请不要忍耐，要及时告知医生。另外，注入体内的造

检查方法

从阴道将细导管引入子宫腔内，注入造影剂，进行X线照射

通过检查可以得知

● 是否有输卵管狭窄、堵塞，输卵管水肿，输卵管粘连等输卵管问题
● 有无黏膜下子宫肌瘤等子宫疾病
● 子宫形态是否异常，子宫的大小

检查的时期

卵泡期也可能有要连续两天进行X线摄影的情况

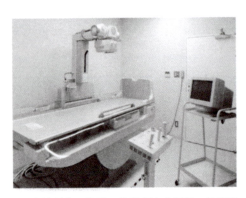

在放射室，仰卧，从腹部上方照射。检查需要约10分钟。

影剂（碘），性质温和，最终会流向腹腔分散，对怀孕不会造成影响。但是，对造影剂过敏的人，请一定事先告知医生。这种情况，子宫输卵管造影检查将替换为通水、通气检查（**详见第 48 页**）。

检查之后，也有可能容易怀孕

检查的过程中，造影剂通过输卵管时会对输卵管产生少量的扩张作用。因此，如果是输卵管轻微堵塞的人，有可能经过检查打通输卵管。另外，造影剂可以对输卵管内部消毒，有润滑作用，检查后也可能会成功怀孕。

子宫输卵管造影检查的X线照片

正常的情况

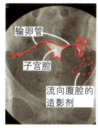 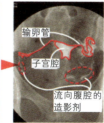 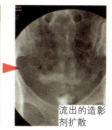

注入子宫内的造影剂（白色的部分）经过一段时间，流向左右输卵管和腹腔内，最终可以看到扩散。

发现问题的情况

子宫形态异常（单角子宫）　　单侧输卵管堵塞　　　　输卵管水肿

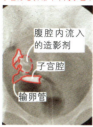 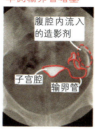 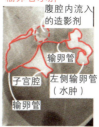

子宫只有右边一侧，输卵管也只有一条，可视为单角子宫（详见第96页）。

右侧造影剂未能流向腹腔，可见右侧输卵管堵塞。

左侧输卵管堵塞，输卵管中的液体膨胀，形成输卵管水肿。

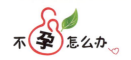

通水或通气检查

用水和二氧化碳确认输卵管是否畅通

通水或通气检查是确认输卵管是否堵塞的检查。通水检查是将导管从阴道插入子宫口，并注入生理盐水，通过注水量来诊断输卵管情况。通气检查是通过导管输入二氧化碳，在腹部放置听诊器，听气体通过输卵管的声音并通过测定子宫压力来检查输卵管通道。几乎没有痛感，但输卵管堵塞时会感觉强烈疼痛。

进行通水或通气检查时，与子宫输卵管造影（碘）检查（详见第46页）一样，可以检测输卵管畅通情况，但是无法确定具体堵塞位置。对造影剂（碘）药液过敏的人可以进行此项检查。

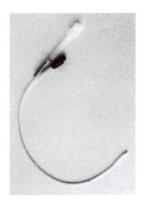

将细长导管从阴道插入子宫口，并从细管顶部注入生理盐水或二氧化碳。

输卵管狭窄时，通水或通气检查也可以作为治疗手段

检查时，因为生理盐水和气体通过，狭窄的输卵管也可以达到扩张的效果。因此，检查后精子和卵子容易通过输卵管，受精卵容易移动，达到

检查方法
- 通水检查：从阴道插入导管注入生理盐水，测定注入水量
- 通气检查：从阴道插入导管注入气体，测定子宫内压力等

通过检查可以得知
是否有输卵管狭窄、闭塞等输卵管问题

检查的时期
卵泡期

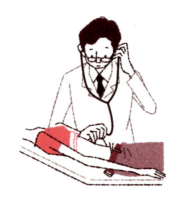

怀孕的效果也是可能的。因此，当确定输卵管狭窄时，也可以将此项检查作为治疗手段（**详见第 91 页**）。

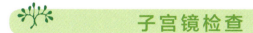

子宫镜检查

用小型镜头检查子宫内部

子宫镜检查主要是确定是否有子宫内膜异位、子宫肌瘤、子宫形态异常、子宫内膜炎症和粘连等问题。子宫镜和胃镜相同，子宫镜的前端用光纤与镜头相连，这样就可以将子宫内部的情况清楚地投射于显示器上，供医生观察。近来，工具也进行了改良，子宫镜的前端已经改良为 3 ~ 5 毫米大小，并且十分柔软，更加容易插入阴道。检查也基本不用麻醉，但偶尔也有使用止痛剂的情况。

此项检查是单独进行的，但有时也与卵泡期进行的子宫输卵管造影检查或通水、通气检查同时进行。

当场对异位进行切除的情况

发现轻微的子宫内膜息肉（**详见第 95 页**）或者黏膜下子宫肌瘤（**详见第 93 页**）时，当场使用工具切除的情况也是有的。

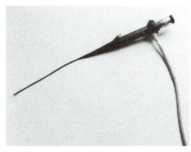

子宫镜用光纤与镜头连接。

检查方法

从阴道插入子宫镜，通过显示器进行观察

通过检查可以得知

有无子宫内膜异位或子宫肌瘤、子宫内膜炎症，有无粘连

检查的时期

卵泡期

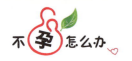

颈管黏液检查

检查精子进入子宫是否充分发挥作用

颈管黏液是指子宫颈管中分泌的黏液，也就是白带。平时有着阻止细菌进入子宫的作用。到排卵日之前，为了使精子更加容易进入子宫，黏液的分泌量会增多、黏性增强。如果量不足或者状态没有发生变化，则精子不容易进入子宫，有颈管黏液不全（**详见第 102 页**）的可能。

检查是为了测定排卵时颈管黏液分泌是否正常。使用无针头注射器，从阴道插入子宫颈管采集样本，检查黏稠度、量以及透明度。排卵临近时，颈管黏液会变得黏稠，可以拉伸至 10 厘米以上，这也被作为排卵临近的征兆。

用显微镜观察结晶，推测排卵日

把采集的黏液放置于玻璃板上干燥，用显微镜观察，就可以看到像羊齿叶一样的结晶，叫做羊齿叶状结晶。它与黏稠性一样，被作为排卵临近的标志。颈管黏液检查也是预测排卵日不可或缺的一项检查。因此，不是只进行一次就可以的，接受时机受孕法（**详见第 81 页**）时，每个月都会进行一次。

检查方法

将无针头的注射器插入阴道，采集颈管黏液，用肉眼或显微镜观察

通过检查可以得知

● 根据颈管黏液的分泌状况，查看是否有颈管黏液不全
● 预测排卵日

检查的时期

排卵期（排卵临近之前）

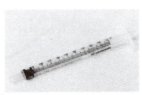
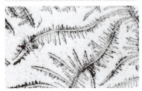

用无针头注射器（上图）采集颈管黏液，用显微镜观察结晶。排卵日之前可以见到羊齿叶状结晶（下图）。

性交后颈管黏液检查

确认性交后子宫内的精子数量及运动状态

性交后颈管黏液检查是确认女性颈管黏液和男性精子相容性的检查。射入阴道中的精子进入颈管黏液，之后进入子宫。这时，如果精子与颈管黏液的相容性不好，则会妨碍精子的运动，导致不孕。

检查在黏液分泌量多的排卵期的性交后进行。因此，事先要接受医生对于性交的指导。在性交后 24 小时之内，女性要到医院接受检查。因此，几乎都在检查日前夜或者当天早晨性交后接受检查。

颈管黏液和精子的状态合并诊断

检查中，采集阴道黏液、颈管黏液，并观察其中精子的状态；检查精子数量、运动状态。在阴道中明明有精子但子宫中没有的情况，是精子未能通过颈管，原因可能是抗精子抗体（详见第101页）或颈管黏液不全（详见第 102 页）。

但是，也有可能是精子数量少、运动状态不佳。因此，要结合精液检查的结果进行判断，这与男性身体状况也有关，因此有可能要进行多次检查。

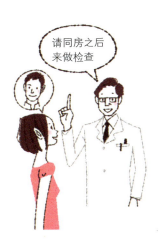

请同房之后来做检查

检查方法

性交之后或者第二天，用注射器采集颈管黏液，用显微镜观察精子的状态

通过检查可以得知

● 颈管黏液与精子的相容性
● 是否有颈管黏液不全的可能
● 是否有产生抗精子抗体的可能
● 精子数量与运动状态

检查的时期

排卵期（性交之后或第二天）

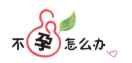

抗精子抗体检查

对于精子的侵入，确认是否产生了抗体

抗体是指抑制细菌等外敌的行动，阻止其入侵身体的物质。通常，女性的身体对于射入的精子不会产生抗体，有极少数的人会有这种情况，这就叫做抗精子抗体。如果产生这种抗体，就会抑制精子的运动，使精子无法到达输卵管内的卵子处，导致不孕。

与颈管黏液分泌不充分无关，在性交后颈管黏液检查中（**详见第51页**），颈管黏液和子宫中都无法检测到精子时，女性的身体就有可能产生了抗精子抗体，需要做抗精子抗体检查。

通过血液检查确认是否有抗精子抗体

确认是否有抗精子抗体，可以通过血液检查得知。首先抽取女方的血液，加入精子，放于显微镜下观察。如果有抗体的话，通过显微镜可以观察到精子的运动变得困难，由此可以确认有抗体。但是，抗精子抗体的强度与身体状态有关，因此有再次检查的必要。

检查方法

采集的女方血液中加入精子，用显微镜观察其运动状态

通过检查可以得知

是否有抗精子抗体

检查的时期

随时都可以（通常在接受性交后颈管黏液检查之后进行）

即使到达输卵管，抗精子抗体也会干扰受精

受精卵即使形成，抗精子抗体也会干扰其着床

如果有抗精子抗体，精子的活性会降低甚至消失

如果有抗精子抗体，会干扰精子从颈管进入子宫

Y：抗精子抗体

衣原体抗原检查　抗衣原体抗体检查

衣原体感染也是导致输卵管炎症的原因

衣原体感染症状是一种叫做衣原体的微生物引起的，是通过性生活感染的一种感染症。

衣原体感染是上行感染，经由子宫颈管、子宫内膜、输卵管扩散至腹腔，引起子宫颈管炎、子宫内膜炎、输卵管炎、腹膜炎等。这些炎症也可能引起颈管黏液不全（**详见第 102 页**）、着床障碍（**详见第 93 页**）、输卵管障碍（**详见第 89 页**）等，导致不孕。症状是白色黏液状的白带增加，基本没有自觉症状。因此，没有觉察感染而演变成慢性疾病的情况比较常见，需要注意。

接受抗原检查和抗体检查两种检查

有检查衣原体本身的抗原检查和通过检查血液中抗衣原体抗体的两种检查。衣原体检查时，直接用棉棒采集子宫颈管的上皮细胞；抗体检查时，过去有感染经历也是可以检查出来的。

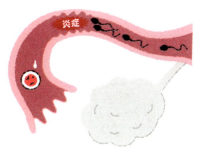

衣原体感染致输卵管发炎的话，会使精子难以到达卵子，导致输卵管障碍。

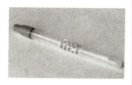

抗原检查时用棉棒采集子宫颈管上皮细胞，放入专用的容器。然后用基因检查（PCR）检验是否有病原菌。

检查方法

- 抗原检查：用棉棒采取阴道或子宫颈管内的分泌物，用显微镜观察
- 抗体检查：采血，检查血液中的抗衣原体抗体

通过检查可以得知

- 抗原检查：确认现在是否有衣原体感染
- 抗体检查：可以确认现在或者过去是否有衣原体感染

检查的时期

随时都可以

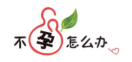

血液-激素检查

从激素的分泌状况可以了解子宫和卵巢的状态

女性的身体是从脑部下达指令，通过激素传达到子宫和卵巢，进行妊娠的准备。激素分泌正常的话，卵巢和子宫的机能也会正常；激素的分泌出现问题的话，排卵和受精卵着床都会出现障碍，导致不孕。

与怀孕相关的激素，根据月经周期分泌的激素的种类和量都不同，因此检查要在月经期和黄体期两次进行。另外，进行排卵日预测时，需要检测尿液中的激素。

卵泡刺激素的检查

卵泡刺激素（FSH）是从脑的垂体中分泌的激素，有促进卵泡成长、维持卵巢机能的作用。因此，当分泌量少时，卵泡会无法发育，造成排卵障碍。

卵泡激素检查

卵泡激素（雌激素）是卵泡发育时卵巢分泌的激素，有增厚子宫内膜并为着床做准备的作用，还会在黄体期分泌和孕激素一起调整子宫内膜环境。因此，检查会在月经期和黄体期两次进行，月经期检查卵巢的机能，黄体期检查是否有黄体机能不全（**详见第97页**）。

黄体生成素检查

黄体生成素（LH）是从垂体分泌的激素，有促进排卵、维持黄体活动的作用。因此，这个激素的分泌量减少的

检查方法

采血，从血液中激素的数值来检测激素的分泌状况

通过检查可以得知

- 根据各激素的分泌状况，了解卵巢机能的状态、是否有排卵障碍、着床障碍等问题
- 贫血、肝脏的状况，是否有糖尿病等健康状态

检查的时期

月经期，黄体期

话会导致排卵障碍等问题。黄体生成素在排卵前大量分泌，可以从尿液中检测出来。因此，预测排卵日时，一般是采集尿液进行检查。

黄体激素的检查

黄体激素是排卵后，卵泡变为黄体，从卵巢分泌的激素，使子宫内膜调整为易于着床的状态。因此，此激素分泌量少时，可以诊断为子宫内膜成熟不完全、黄体机能不全，导致着床障碍（**详见第 93 页**）。

催乳素的检查

催乳素是促进乳汁分泌的激素，可以不受月经期限制随时检查。分泌量多的话可以诊断为高催乳素血症（**详见第 85 页**）。

此外，也要检查雄激素分泌状况。

不同检查时期各项激素检查可以了解

月经期	卵泡刺激素（FSH）	·卵巢机能或垂体机能的状况 ·是否有排卵障碍（**详见第83页**）
	雌激素	·卵巢机能状态
	黄体生成素（LH）	·卵巢机能或垂体机能的状态
黄体期（排卵后）	孕激素	·是否有黄体机能不全 ·是否有着床障碍
	雌激素	·是否有黄体机能不全 ·是否有着床障碍
随时（不分时期）	催乳素	·是否有高催乳素血症 ·是否有排卵障碍和流产的可能
	雄激素	·是否有多囊卵巢综合征（**详见第84页**）
	甲状腺刺激素	·是否有甲状腺机能低下等造成的不孕和流产

※除上述内容之外，还有卵泡期和排卵期时测定雌激素预测排卵日，在排卵期采集尿液测定黄体生成素预测排卵日的情况。另外，需要时还要在黄体期测定黄体生成素。

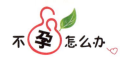

女性的精密检查

如果在基本检查中没有发现不孕原因，但还是出现异常，必要时需要进行精密检查，进一步探明原因。

腹腔镜检查

卵巢、输卵管、子宫状态一目了然

腹腔镜检查是将腹腔镜（内视镜）置入腹腔内，在显示器上观察卵巢、输卵管和子宫状态。通过这项检查可以发现内诊、超声波检查等无法发现的输卵管或者卵巢中微小的粘连或输卵管水肿、初期的子宫内膜异位症以及子宫形态异常等问题。因此，在长期治疗无果的情况下也会进行腹腔镜检查。还有基本检查时没有发现病症，医生也可能建议此项检查。

检查通常是在卵泡期进行，如果没有怀孕的话，随时都可以进行。因为需要全身麻醉，所以需要短期住院。因为需要将腹腔镜和钳子置入体内，所以需要在肚脐以下开 2 ~ 3 个小孔，基本不会留下痕迹。另外，检查后也并不觉得很疼痛。

检查方法

进行全身麻醉，在腹腔置入腹腔镜（内视镜），通过显示器观察子宫和卵巢

通过检查可以得知

● 输卵管和卵巢是否有微小的粘连和输卵管水肿
● 是否有初期子宫内膜异位症
● 子宫形态异常的情况

检查的时期

卵泡期（无怀孕可能的话随时都可以）

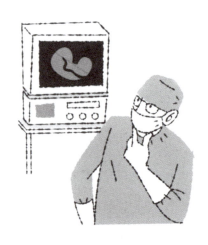

激素负荷检查

检查排卵障碍的程度以及原因

　　激素检查和基础体温有异常时，就有排卵障碍（**详见第 83 页**）的可能，为探明其原因，需要在月经期进行激素负荷检查。此项检查是将特定的激素通过静脉注射进体内，查看各激素的反应。检查中，查看垂体和卵巢激素联动是否顺利进行、是否有潜在高催乳素血症（**详见第 85 页**）以及检查无排卵的程度和原因。为了进一步探明原因，也可能会进行甲状腺激素等检查。

染色体检查

反复流产以及无排卵的情况下进行

　　人的染色体有 46 条，从 1 号到 22 号是常染色体两对一组，另外，女性有两条 X 性染色体，而男性有 X 和 Y 各一条性染色体。

　　即使怀孕也会流产的不育症（**详见第 105 页**），有可能是染色体的某处出现了问题，因此需要采集血液，检查染色体（随时可以进行），确认染色体的状态。还有，无排卵的原因不明时，也可检查是否是只有一条 X 染色体的特纳综合征。

MRI检查

有子宫肌瘤或肿瘤时，确定其大小及位置的检查

　　MRI 检查就是磁共振成像，是利用强力磁场与体内磁场的共鸣，从各种角度将身体中各个部分展现在显示器上的检查。这样，可以检查出 X 线和 CT 无法发现的脏器异常。

　　此项检查可以区别子宫肌瘤（**详见第 93 页**）和子宫腺肌症（**详见第 94 页**）的种类和性质，确定子宫肌瘤的位置以及肿瘤的大小。通常在卵泡期进行。

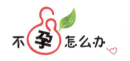

男性的初诊

　　男性的初诊，基本是要做问诊和精液检查。诊查在妇科的不孕门诊或者泌尿科进行。

初诊在妇科门诊或泌尿科进行

　　男性的不育原因是无精子症或少精子症（**详见第 107 页**）等，基本上都是精子有问题。不过对检查有抵抗的人不少，但因检查项目比女性要少，内容也十分简单，因此一旦决定接受不育治疗，请尽早到医院进行检查。

　　初诊在妇科的不孕门诊或者泌尿科进行。与女性的基本检查不同，男性随时都可以进行检查。但是，初诊时要接受精液检查的话，需要禁欲3 ～ 5 天再进行。

问诊、精液检查

问诊之后采集精液进行检查

　　问诊时，会被问到性欲、勃起、射精状态等难以启齿的夫妻生活问题，如实回答是很重要的。

　　精液检查时，采集精液，对于量、颜色、有受精能力的精子数量进行检测。精子在睾丸中发育 3 个月，因此检查中采集的精液可以反映 3 个月之内身体的状况。结果令人不满意时，需要接受多次检查。

检查方法

通过自慰采集精液，肉眼或使用显微镜观察

通过检查可以得知

由于精子数（精子浓度）、运动率、畸形率造成不育的可能性

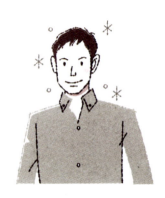

正常精液或精子状态的基准

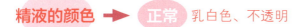

※正常值以日本妇产科学会的值为基准

精液的颜色 ➡ **正常** 乳白色、不透明

精液量 ➡ **正常** 2毫升以上
※不足2毫升时，可能有少精症

精子数
（精子浓度）➡ **正常** 4000万个/毫升以上
※精子数在2000万个/毫升以下时，可能是少精症，一个精子也没有的
话，可能是无精症（**详见第107页**）

**精子
运动性** ➡ **正常** 运动率50%以上
直进性运动率在25%以上
※运动率不足50%的情况，可能是精子无力症（**详见第107页**）

**正常形态
精子率** ➡ **正常** 正常30%以上
※正常形状的精子不足30%的情况，可能是精子畸形率高（**详见第107页**）

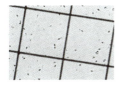

采集的精液，利用胚胎培养师的显微镜检查精子的数量、运动率、畸形率等。

精液在禁欲 3 ~ 5 天后通过自慰采集。自己在家采集时，请在 2 小时以内送到医院。精子的运动与温度有关，因此需要将温度保持在 25 ~ 30℃，可以放在上衣口袋内携带。

采集的精液，用显微镜或自动分析装置，可以检测精子数（精子浓度）、运动率、畸形率、精液中是否有杂质。精子数是指 1 毫升精液中精子的个数，运动率是指健康的精子的比例，畸形率是形状不正常的精子的比例。精液的颜色通常是乳白色，精液的排出通道中如果有炎症，就会有脓液和血液混入其中，颜色浑浊。

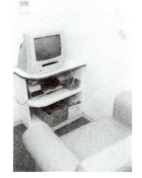

精液检查中使用的精液，在医院的采精室或洗手间里，自慰采集。

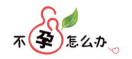

另外，也有的医院，精液检查不是在初诊，而是在基本检查中进行。

男性的基本检查

在精液检查中确认有异常时，需要在泌尿科接受进一步详细的检查。

基本检查在泌尿科进行

精液检查中结果在基准以下时，若要查明其原因，就需要对制造精子的睾丸进行视诊、触诊、超声波检查及激素检查等几项基本检查。

基本检查随时都可以进行。初诊如果是在妇科进行的，基本检查时则要转到泌尿科进行。但是，也有医院的妇科不孕门诊将男性不育也包括其中，所以也可能继续在妇科进行检查。

睾丸的视诊和触诊

除了外观上的异常，还可能发现其他病症

医生通过肉眼观察进行的视诊以及实际触摸进行的触诊，可以确认睾丸的形状和位置、硬度是否有异常。另外，可以确认是否有阴囊中无睾丸的隐睾症等疾病。

同时也观察附睾、输精管、前列腺。附睾如果有炎症，就可能会产生闭塞性无精子症（详见第 115 页）。另外，还可以确认是否有睾丸上部的静脉异常肥大的精索静脉瘤（详见第 111 页）。

检查方法

通过睾丸的视诊和触诊，检查睾丸是否有疾病

通过检查可以得知

- 睾丸的形状、大小是否有异常
- 是否有隐睾症或精索静脉瘤等疾病

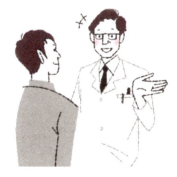

超声波检查

检测睾丸大小，确认是否有疾病

超声波检查中，在阴囊部位涂上温的医用啫喱，用超声波发出器接触，显示器上就会显示睾丸的图像，检查时没有痛感。

检查将测定睾丸的容积。容积小的话，有可能导致精子制造能力低下。另外，可以检查是否有睾丸的肿瘤或精索静脉瘤、阴囊等部分积水的阴囊水肿等疾病。除此之外，根据情况还可能要检查睾丸的静脉或动脉的血流状态。

检查方法

在阴囊部位涂上温的医用啫喱，使用超声波，观察睾丸的情况

通过检查可以得知

- 睾丸的容积
- 有无睾丸肿瘤、精索静脉瘤、阴囊水肿等疾病
- 睾丸的血流状态

血液-激素检查

从激素的分泌量查看造精机能

男性如果下丘脑、垂体或睾丸中分泌的激素异常的话，制造精子的造精机能就无法正常发挥。

与男性制造精子有关的激素有：睾丸分泌的雄激素（睾酮），黄体生成素（LH），以及向睾丸发出制造精子指令的卵泡刺激素（FSH）等。

激素检查时，采集血液，检查上述激素，确认精子制造机能是否有问题。

检查方法

采集血液，检查激素分泌情况

通过检查可以得知

根据激素的分泌量，了解精子的制造机能

男性的精密检查

精液检查或其他基本检查中发现异常的时候，为了探明不育原因，需

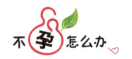

要进一步进行精密检查。

睾丸活检

针对无精子症的情况，检查睾丸内是否有精子

这是查明无精子症原因的检查。检查时，局部麻醉，切取少量睾丸组织，用显微镜观察，确认睾丸内是否有精子。睾丸中制造精子的话，可以诊断为精子通过的精路有问题，是精路通过障碍（**详见第113页**）；如果睾丸中几乎没有精子的话，则可以诊断为非闭塞性无精子症（**详见第108页**）。

精管精囊造影检查

用X线摄影来确认精管的堵塞情况

诊断为无精子症的情况下，此检查用以确认精管堵塞情况。进行局部麻醉，在阴囊上部开孔，向精管中注入造影剂（碘）后检查。这项检查可以确定无精子症的原因是在精路还是在睾丸。但是，对碘过敏的人，请事先向医生说明。

其他检查

精子状态有问题时进行的两项检查

抗精子抗体检查：男性如果对自己的精子有抗体的话，精子的运动能力和受精能力会消失，导致不育。可从血液和精子中检查。

染色体检查：怀疑是无精子症或者重度缺乏精子症时可以进行。可以检测染色体表型为XXY、仅见于男性的克氏综合征或者罗伯逊易位等染色体异常疾病。

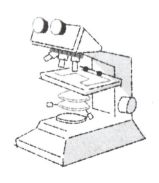

第三章
不孕不育治疗的概要和
基础知识

如何为不孕不育夫妇推荐治疗呢？一旦决定前往医院接受治疗，心中就会产生各种各样的疑问。那么让我们一起来了解不孕不育治疗的概要和正确的治疗知识吧。

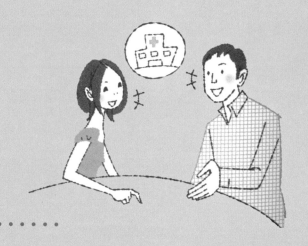

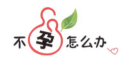

当真的确定"不孕"了

在治疗不孕之前，夫妻双方首先应明确自己对于要孩子这件事的态度。如果意见不一致，双方应做好沟通，然后再进行治疗。

夫妻双方就孩子的问题做好沟通

在治疗不孕之前，非常重要的一件事就是夫妻双方就要孩子的问题达成一致。想要孩子的愿望和心情因人而异，各不相同。有的人觉得孩子是上天的馈赠，顺其自然就好；也有人认为必要情况下可以尝试最先进的医疗技术。对于要孩子的看法也体现了一个人的价值观和人生观，只要夫妻双方意见达到某种程度的一致就可以了，但还是有不少夫妻一方对于治疗非常积极，而另一方的态度非常消极。这时候，互相理解体谅对方的想法，达成意见的一致就至关重要。

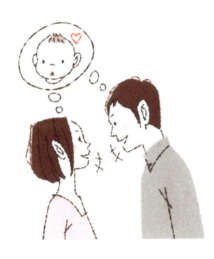

另外，从人生规划的层面来说要几个孩子也要商量好。比如说想要两个孩子，那么头一胎和二胎之间最好间隔大约两年的时间。据此，可以推算出恰当的生育年龄，计划好大概什么年纪要第一胎。

就孩子问题夫妻双方如何看待？

在进行检查和治疗之前，确定好双方对于要孩子问题的态度。

☐ 有多想要孩子？
自己有多想要孩子？为了要孩子自己可以接受治疗的底线在哪里？

☐ 想要几个孩子？
一个孩子就可以呢还是想要两个孩子？

不孕原因的比率（饼图）

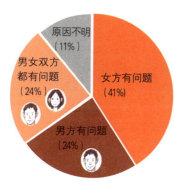

图中比率为WHO（世界卫生组织）对大约7000对不孕不育夫妇进行调查的结果，从这个饼图不难看出，不孕的原因存在于男女双方。

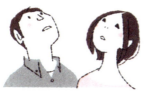

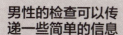

治疗不孕需要夫妻双方共同努力

如果决定要治疗不孕，最重要的是夫妻双方互相鼓励共同努力。如果其中一方不接受检查，能查到的病因无法及时查明，就很难及时进行适当的治疗。

以前，都认为不孕是女性的问题，所以基本都是女性接受检查。但是现在，大家都知道，不孕也有一半的可能是男性的问题（参考左图）。男性也一定要接受检查。

但是，即使检查出问题出在哪一方，治疗也应该是夫妻双方共同的问题。治疗过程中，能够在心烦或者疲倦的时候互相支持的只有对方。理解对方的心情，共同努力接受不孕不育的治疗吧。

当陷入这种情形时……

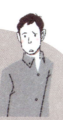

丈夫反感做不育检查

男性的检查可以传递一些简单的信息

我们知道，不孕的原因有一半可能是在男性身上，如果男性不配合的话治疗不孕是很难的。

女性因为检查项目繁杂，还要配合经期进行，比较耗费时间，但是男性通常不受时间限制，只需要做一下精液检查就可以了。而且，也可以在家里采集好精液带去医院。男性如果事先能稍微了解检查知识的话，应该会相对配合一些。

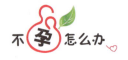

先确定好治疗的基本方案

治疗不孕需要时间和金钱的投入，也会给夫妻双方增加精神压力。为了防止因疲惫不堪而放弃治疗，可以先确定好一个宏观的治疗方案。

对于治疗不孕，夫妻双方要根据自己的价值观做出决定。譬如说，"只接受常规性检查""接受5次人工授精检查""不接受体外受精""承受多少治疗费用""治疗两年没有效果的话是否放弃"等。

有一个这样的方案的话，夫妻双方就可以明确治疗态度，不会因繁杂的信息量而迷茫，也可以齐心协力配合治疗。而且，在必须做出一些重要决定或者出现动摇的时候，这个方案也可以为做出决定提供参考。

另外，治疗的时间和费用不是由医生决定而是由夫妻双方来决定。在自己能够承受的范围内，决定治疗时间和花费。

夫妻双方治疗不孕的最终预定目标……

在治疗过程中，重要的是预先定下目标——治疗到什么程度。当然，在治疗中也可以适时调整方案。根据检查和治疗情况，夫妻双方共同做出调整。

□检查要做到什么程度？
只接受基本检查呢，还是接受精密检查？

□能否接受人工授精？
接受的话考虑好自己大概能接受的次数

□能否接受体外受精？
接受的话考虑好自己大概能接受的次数

□治疗时间大概是多久？
除了2～3年这样一个具体的时间，是否可以确定在XX岁之前？

□预算是多少？
可以接受的总费用支出及年费用支出

半年之后还是没有怀孕迹象的话，与主治医生商量

如果已经决定要接受治疗，越早去医院越好。夫妻性生活正常、没有采取任何避孕措施、两年没有自然怀孕的一般被称为不孕，但是两年之后再去治疗的话有可能就错过了最佳治疗时期。一般半年没有任何受孕征兆的话，就该去医院咨询医生了。

另外，女性有月经不调、非经期出血、性交疼痛等现象，男性出现排尿痛等症状时都应马上到医院治疗（**详见第35页**）。

越早接受治疗成功率越高

接受不孕治疗越早，成功率越高。如果你正在犹豫要不要接受治疗的话，请拿出勇气走进医院。

治疗不孕成功的关键是女性的年龄

越是年轻的女性越容易受孕，随着年龄的增长，受孕也会逐渐变难。治疗不孕也是同样的道理，越年轻成功率越高。

体外受精等精密治疗也是一样的。体外受精是将精子和卵子分别取出然后在体外进行受精，并移回女性子宫内部的一种辅助生殖方法。卵子的质量是成功与否的关键。卵子会随着女性年龄的增长而老化，所以女性越年轻越容易治疗成功。

女性一过 37 岁，受孕能力就会急剧衰退，考虑到有可能需要长期治疗，一定要尽早（哪怕是早一天）接受治疗。

早期发现早期治疗子宫内膜异位症等妇科疾病

尽早接受治疗还有一个好处就是可以尽早发现一些妇科疾病。比如，在接受不孕治疗过程中，检查出子宫内膜异位症（**详见第103页**）等疾病的女性不在少数。另外，也有患者仅仅通过接受通液、通气检查就消除了轻微的输卵管堵塞等症状。

如此看来，尽早接受检查不仅可以提高治疗不孕不育的成功率，而且对于早期发现的某些妇科疾病及轻度的不孕不育症都有一定的治疗效果。所以，放下思想负担，以做体检的轻松心态和医生沟通一下。

早期治疗的益处

1 越年轻治疗效果越早显现。

2 接受体外受精等精密治疗也是越年轻，成功率越高。

3 输卵管轻微堵塞等现象，通过接受检查就可以解决。

4 可以提早发现女性子宫内膜炎等妇科疾病。

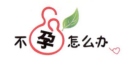

医学诊断不孕症的主要原因

不孕的原因存在于男女双方，也有可能是各种原因相互交叉的结果。在这里，我们先看一下妨碍受孕的主要原因。

不孕的原因很复杂很难完全确定

虽然统称为不孕症，但是不孕的原因也不尽相同。而且原因不止一个，各种因素综合作用导致不孕的情况也不少。另外，如 65 页所介绍的，不孕的原因在于男女双方，因此就更难确定了。

去医院之后，不要焦躁不安，按部就班地接受各项不孕检查，找出不孕原因，接受治疗是受孕的捷径。

女性输卵管或者是男性精子存在问题的情况较为常见

女性不孕的主要原因有：卵子不发育、排卵障碍引起的非正常排卵、输卵管障碍引起的卵子和受精卵通道堵塞、着床障碍导致的受精卵着床困难等。此外还有阻碍精子活动的抗精子抗体、输卵管粘连和子宫内膜炎等原因。

而男性不育，问题出在精子的居多。大半是因为制造精子的造精机能障碍。另外，也有一部分原因在于阳痿、无法射精等性功能障碍。

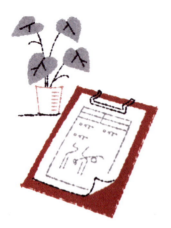

此外，夫妻性生活缺乏，或者女性晚婚造成的受孕能力下降等也是影响受孕的原因。

不明原因引起的不孕不育

接受检查但是查不出不孕原因的被称为不明原因的不孕不育（**详见第 121 页**）。这不是说不孕没有原因，而是没有找到原因，而且 10 对不孕夫妇中就有一对患有不明原因引起的不孕不育。

妨碍受孕的主要原因

女性的问题

排卵的问题

多囊卵巢综合征、促性腺激素分泌异常、高催乳素血症、卵巢功能衰弱、卵泡黄素化等。

输卵管的问题

输卵管堵塞、输卵管狭窄、输卵管炎、输卵管积水等。

抗精子抗体

子宫内膜炎

晚婚化

子宫的问题

子宫肌瘤、子宫腺肌症、子宫内膜异位症、子宫畸形、子宫内膜粘连、子宫内膜增生、子宫内膜薄、子宫癌等。

随着年龄的增长受孕率下降

各个年龄段的自然受孕率

（根据欧洲生殖学会资料）

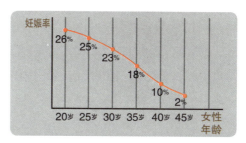

妊娠率

26% 25% 23% 18% 10% 2%

20岁 25岁 30岁 35岁 40岁 45岁　女性年龄

该表格是不明原因引起的不孕不育夫妇，根据排卵日期进行一次性行为的情况下，受孕率的预测图。20岁的女性受孕率为26%，也就是四次性行为有一次受孕的机会。而后，30岁女性只有23%，35岁的女性只有18%，结果表明随着年龄的增长受孕率逐步降低，到40岁就骤减至10%。这其中主要的原因是随着年龄的增长卵子的老化不断加剧。

男性的问题

精子的问题

无精症、精子无力症、少精症、精子畸形率高等造精机能障碍，闭塞性无精子症、逆行性射精等精路通过障碍。

性功能问题

阳痿、射精障碍、性欲低下等。

其他原因

性生活不足

不明原因引起的不孕不育

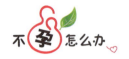

女性不孕的主要原因

在受孕过程中隐藏的某些障碍可能导致不孕不育

怀孕需要经过排卵、受精、着床等一系列过程才能完成。当不孕原因存在于女方时，多半是因为这一过程的某一环节出现了问题。比如无法排卵的话就不能受精，即使正常排卵，输卵管出现问题的话，就不能正常输送到子宫。子宫出现障碍的话受精卵就无法着床。

卵子未能正常发育，无法自卵巢排出——排卵性障碍

卵子没有正常发育，或者是产生卵子的卵巢出现功能性问题，卵子无法从卵巢排出等现象就叫做排卵障碍。排卵是受孕的第一步。无法排卵的话，精子到达输卵管之后无法与卵子相遇，就无法产生受精卵。

精子和受精卵通道堵塞——输卵管障碍

输卵管是连接卵巢和子宫的通道。从卵巢中排出的卵子进入输卵管，在输卵管中等待精子。然后与从阴道进入的精子结合形成受精卵，受精卵通过不断的细胞分裂，最后到达子宫。

如此，输卵管在受孕过程中发挥着至关重要的作用。这一部分非常纤弱，很容易受到伤害。例如，输卵管炎症引起的输卵管内部堵塞，致使精子、卵子、受精卵无法正常通过，输卵管完全堵塞的话，输卵管伞端就无法采集卵子。这种输卵管问题叫做输卵管障碍，在导致女性不孕的因素中居首位。

受精卵无法着床——着床障碍

经由输卵管进入到子宫的受精卵在子宫内部着床后继续发育。这个过程叫做着床，是完成受孕的最后一个步骤。

因着床受阻而引发的不孕现象就叫做着床障碍。子宫形态异常、受精卵在子宫内膜着床困难等情况下较易引起着床障碍。

其他障碍

此外，还有其他一些障碍，如抗精子抗体和子宫内膜炎。

所谓的抗精子抗体，就是女性体内产生的阻碍精子移动的抗体。子宫内膜炎就是卵巢和输卵管周围产生病灶出血、剥离等症状，是阻碍受孕的妇科疾病。近年来，受晚婚的影响这种病症持续增加，对不孕的影响程度越来越大。

关于各种症状详细的治疗方法请参考第 83 ～ 106 页。

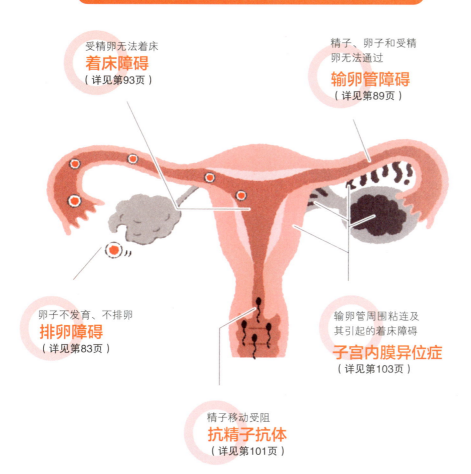

女性不孕的主要原因

受精卵无法着床
着床障碍
（详见第93页）

精子、卵子和受精卵无法通过
输卵管障碍
（详见第89页）

卵子不发育、不排卵
排卵障碍
（详见第83页）

输卵管周围粘连及其引起的着床障碍
子宫内膜异位症
（详见第103页）

精子移动受阻
抗精子抗体
（详见第101页）

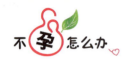

男性不育的主要原因

男性不育的原因大多在于产生精子的器官

男性不育大多数是因为精子问题。正常的精液中，1毫升大概含有4000万以上个精子。但是实际能够向卵子靠近的只有几百个，而真正到达卵子周围的只有很少的几个。

因此，为了完成受精，就必须确保精液中有相当数量健康活动的精子。粗略估算的话，每1毫升精液如果精子少于2000万个的话，受孕就会变得很困难。

精子的数量和质量存在问题——造精机能障碍

精子产生于睾丸，睾丸机能下降的话就无法产生足够数量的精子，这就叫做造精机能障碍。

在造精障碍中，主要包括精液中一个精子也没有的无精症、精子数量不足的少精症、精子运动能力低的精子无力症以及精子畸形率高的精子畸形症等。无精症可以分为两种情况：一是精液中没有精子，但睾丸和附睾有大量精子聚集的闭塞性无精子症；二是精液中、睾丸、附睾精子都非常少或者几乎没有的非闭塞性无精子症。关于前者，接下来将介绍到，属于精路*问题。

精子无法通过精路——精路通过障碍

睾丸中所产生的精子，通过输精管和尿道从阴茎中射精。而精液所通过的通道如果出现某种问题，即使睾丸能够正常产精，精液中也很少能够看到精子。这就叫做精路通过障碍。

精路通过障碍除先天性输精管损坏情况之外，也有因衣原体等感染病症引起的精路堵塞等情况。

---

* 所谓精路就是在睾丸产生的精子在射精之前通过的通道，指的是附睾、输精管、尿道等。

男性不育的主要原因

精子无法通过精路
精路通过障碍
（详见第113页）

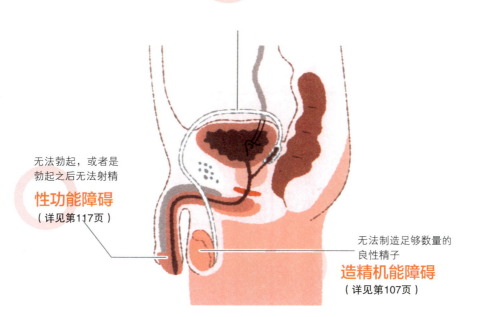

无法勃起，或者是
勃起之后无法射精
性功能障碍
（详见第117页）

无法制造足够数量的
良性精子
造精机能障碍
（详见第107页）

阳痿和无法射精——性功能障碍

男性不育的原因第二多见的在于性功能障碍——性行为过程中无法勃起或射精。

这其中又分为身体性的原因和心理性的原因。前者基本是可以通过治疗治愈的，而后者的情况稍微复杂一些。很多人都可能因为精神压力或疲劳等因素无法勃起或射精，这种状况持续下去的话就会引起不育。

关于这方面的各种治疗方法请参考第 107 ~ 120 页。

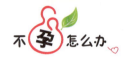

不孕治疗的两种方法：常规治疗与精密治疗

对于不孕不育的治疗，病因不同方法也不尽相同。在这里，我们简单介绍一下从检查到治疗的一些流程。

用1~3个月，完成一次全程检查

女性的不孕检查快则 1 个月，平均下来大概需要 1 ~ 3 个月时间。这是因为女性有些检查需要通过经期测定，也有一些检查只能在特定时期进行。

而男性的检查几乎只有精液检查一项，几乎随时可以进行。如果确定精液没有问题的话，检查一次就可以了。另外，自己在家采集好精液带到医院去检查也可以，所以男性不育检查很容易进行。

一边找不孕原因，一边接受治疗

不孕的原因往往很复杂，也有不少夫妇存在很多问题。因此，即使已经开始治疗也要继续寻找原因，以便找到最适当的治疗方法。如此，治疗与检查同步进行是治疗不孕的一个显著特征。

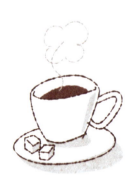

通常，在开始不孕检查的同时，要接受时机受孕法方面的指导。之后，对检查过程中发现的不孕原因有针对性地进行治疗，也可以进一步结合使用促排卵药物，进行时机受孕法和人工授精。

不孕治疗分常规治疗和精密治疗

不孕治疗，根据卵子的处理方法不同，可以分为常规性不孕治疗和精密治疗两种。

所谓常规治疗，就是创造出一种适于受孕的状态，进行时机受孕法或者是人工授精、使用促排卵药物，支持女性体内自然受孕的治疗方法。精密治疗就是借助先进的医疗仪器，将自然受孕中最关键的精卵结合及胚胎发育，在仪器的辅助下进行的医疗技术的统称。在精密治疗中，常采用体外受精的方式，将卵子和精子取出体外，使其完成受精之后再重新放回子宫。正如字面所表示的，这种不孕治疗法需要先进的医疗技术。

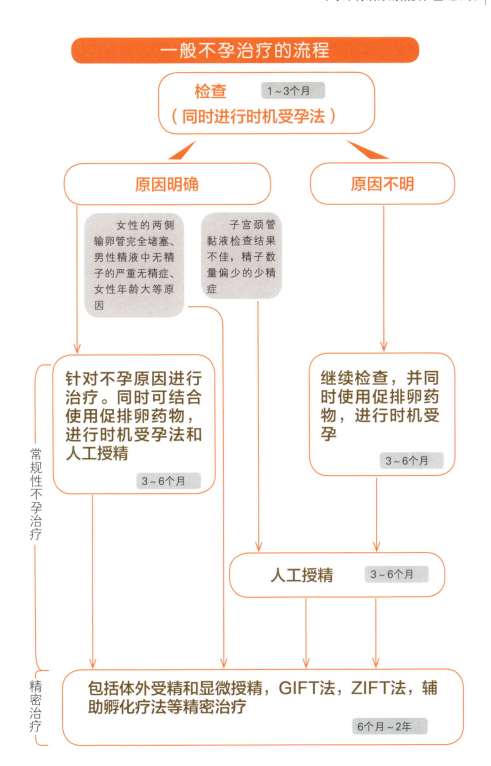

一般不孕治疗的流程

检查　1~3个月
（同时进行时机受孕法）

原因明确

原因不明

女性的两侧输卵管完全堵塞、男性精液中无精子的严重无精症、女性年龄大等原因

子宫颈管黏液检查结果不佳，精子数量偏少的少精症

针对不孕原因进行治疗。同时可结合使用促排卵药物，进行时机受孕法和人工授精

3~6个月

继续检查，并同时使用促排卵药物，进行时机受孕

3~6个月

常规性不孕治疗

精密治疗

人工授精　3~6个月

包括体外受精和显微授精，GIFT法，ZIFT法，辅助孵化疗法等精密治疗

6个月~2年

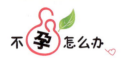

建议根据自身的病因选择治疗方案

常规性不孕治疗持续两年，如果没有达到受孕的目的，需要进一步接受精密治疗，这是治疗不孕的正常步骤。但实际上，治疗不孕的方法应该根据不孕不育原因的不同而存在差异。

例如，男性重度无精症或者女性两侧输卵管严重堵塞时，即使接受常规性治疗也很难受孕，这种情况下一般直接接受精密治疗即可。另外，女性由于年龄过高急于怀孕的，也有很多直接接受体外受精的（**详见第75页**）。

不孕治疗中的受孕几率

在这里我们介绍一下接受不孕治疗所能实现的受孕基准。受孕率因造成不孕的原因、程度、时间长短及女性年龄不同而不同，姑且把这看作是一个基准吧。

不同治疗法的受孕成功率
（英医院生殖中心调查结果）

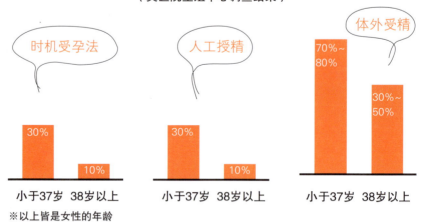

时机受孕法　小于37岁 30%　38岁以上 10%

人工授精　小于37岁 30%　38岁以上 10%

体外受精　小于37岁 70%~80%　38岁以上 30%~50%

※以上皆是女性的年龄

上面表格，是假定进行3～6次时机受孕法和人工授精，3次体外受精所能达到的受孕率。所能实现的受孕率因不孕的原因和程度不同而有所差异。大家就姑且把这当作一个基准吧。

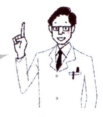

当对治疗开始疲倦的时候可以适时中止

治疗不孕通常需要花费很长时间，是一场持久战，甚至两年以上也很正常。

在此期间，有很多人会觉得压力越来越大。因每隔两周的月经和排卵日而欣喜，因检查结果而失落……如此周而复始，就会陷于疲惫，产生想要停止治疗的念头。

这时，可以坦诚地告诉主治医生自己的感受，适时暂停治疗。从检查和治疗中获得解放，身心放松，从而自然受孕的夫妇也是有的。不要过于勉强，不要焦躁，放松心态非常重要。

关于治疗不孕的疑问

Q 听说使用促排卵药物会导致提前闭经。

A 促排卵药物不会导致提前闭经。

女性从出生起体内就储存有可以产生卵子的原始卵泡。出生时卵泡数量大概是 200 万个，初潮的时候为 20 万~30 万个，随着年龄的增长，数量不断减少，到闭经的时候大概只剩下不足 1 千。在这个过程中，女性一生排卵的数量大概是 500 个，而促排卵药物激发的不是这 500 个卵泡，而是促使这 500 个之外的卵泡发育成卵子。因此，不会促使女性提前排完卵而提前闭经。

Q 听说不孕治疗相当疼，不知道自己能不能承受。

A 治疗时根据情况可以选择是否注射麻醉剂。

伴随疼痛的检查和治疗有注射造影剂的输卵管造影检查、促排卵剂 hMG 肌内注射等。

怕疼的人事先咨询一下医生就可以放心了。用一点止痛药或者是麻醉剂就可以忍受了。输卵管造影检查，在检查时因医生的技术不同，疼痛的程度也会不一样。觉得疼的时候不要忍，要直接告诉医生。

而且，越是紧张就越觉得疼，要尽量放松心态接受检查。

此外，体外受精使用麻醉是很平常的。

治疗中的压力应对法

不明原因的不孕不育症通常需要长期的治疗。因此，精神负担越来越大，压力也就不断增加。在这里，我们介绍一下治疗中需要的一些心理准备和注意事项。

最重要的是按照自己的计划进行

不孕治疗很重要的就是要不气馁不焦躁，以平和的心态进行下去。不必介意周围人"还没怀上吗"之类的话，因为这通常是他们的无心之言。要能够从容地听别人说的玩笑话并给予适当的回应。如果是家人或者是比较亲近的人谈到这样的话题，可以直接告诉他们自己不想谈论这个话题。

不要将全部心思都放在治疗上，让自己过得充实起来

如果平时总是时时刻刻地想着受孕的事，那么在怀孕之前就很难有喘息的机会。平时应该有自己可以投入的工作和兴趣，让自己的生活充实起来。

另外，建议夫妻双方一起出去旅行或者是做一些共同爱好的事情。如此不仅可以保持彼此之间的新鲜感，也可以缓解夫妻因备孕产生的龃龉，使夫妻双方重新努力投入到不孕治疗中。

一定要有为对方着想的心

治疗不孕的过程中，女性的压力往往比较大。男性只要检查一次精液就可以了，但是女性却不光要接受内科检查，还有其他各项检查。

最能够安慰妻子内心痛苦的只有丈夫。偶尔包容妻子的小任性，任她抱怨一下吧。妻子也要努力去体谅丈夫的心情。

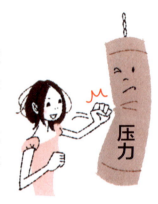

压力

缓解压力的要点

不要介意周围人说的话，按照自己的计划进行

"不要孩子吗？"，周围人问类似的话语时，听一下就好，因为对方并不会细细考虑你的心情。当自己亲近的人总是提起这件事的时候，可以坦率地告诉对方自己不想谈论这个话题。

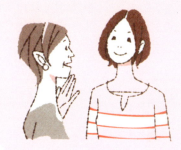

不要独自烦恼，要学会倾诉

不要自己一个人烦恼，要学会向丈夫或者是朋友倾诉。倾诉可以促使人客观对待烦恼。如果是难以说出口的烦恼，也可以考虑到不孕咨询中心寻求帮助。

充实夫妻生活

周末一起去做感兴趣的事或者一起去运动，休假的时候一起出去旅行，创造机会享受两个人的甜蜜时光，既可以缓解烦躁的心情，也可以使自己重新投入不孕治疗。

兴趣、业余学习、运动，享受美好的生活

如果每天都想着治疗不孕的事情，压力就会不断增加。偶尔埋头于自己喜欢的事情，将治疗的事情完全抛到脑后吧。也可以去挑战一下自己以前想做却没能去做的事情。

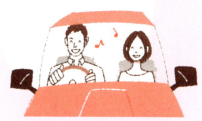

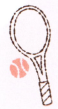

第四章
不孕的常规治疗

　　了解了不孕的原因，就要对症下药，采用最合适的治疗方法。在这里我们给大家介绍对症疗法、时机受孕法和人工授精等几种主要的治疗方法。让我们在充分了解以上内容的基础上来进行治疗吧。

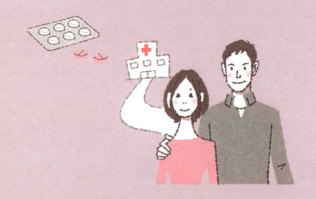

＊ 治疗的方法会根据医院的不同而有所差异。

时机受孕法

为了完成妊娠过程，最重要的是在精子和卵子能够相遇的那一天进行同房。建议在临近排卵期时去医院进行检查，以便更为精确地掌握排卵时间，安排夫妻生活。

通过超声波检测等方式确定排卵日期

所谓时机受孕法，是指预测出排卵的起始日期，然后在排卵当天和前一天有目的地进行同房的治疗方法。就像 31 页内容介绍的一样，虽然通过测量基础体温的方式可以自行预测，但如果在医院接受检查的话，可以得到更准确的排卵时间。

在进行预测排卵日期的检查时，首先要用超声波检测的方式监测卵泡的大小。当卵泡的直径大于 16 毫米时，要测定尿中黄体生成素的高峰值及子宫颈口黏液的结晶状态。医生根据这些检查和基础体温表等数据推算出排卵的日期，指导患者选择同房的时机。有很多人只借助这种方法就成功地怀孕了。

为了提高妊娠率，也可使用促排卵药物

如果使用时机受孕法试孕 1 ~ 3 个月仍不见效果，也可使用促排卵药物。这样不仅能够促进女性体内卵子的生长，其主要目的在于培育出优质的卵子。

最初的方案是具有稳定效果的环芬尼和克罗米芬等口服药，要按照医生的指示服用。然后继续通过超声波检测来观察卵巢内卵泡的形态，预测排卵日期，如果没有效果，有时也会改用作用力较强的 hMG 和 hCG 剂等注射的方式。虽然促排卵药物能够提高妊娠率，但由于可能会促排出两个以上的卵子，因而可能成为造成多胎妊娠的原因。又因为促排卵药物有时会引发卵巢肿胀、腹痛等副作用，所以在使用时需要进行慎重的全程观察。

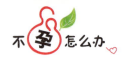
为了测定排卵日期而进行的检查

● 每次都需要进行的检查

超声波检测
将探头伸入阴道，监测卵泡的大小。

排卵日前的卵泡

● 临近排卵时进行的检查

超声波检测
监测卵泡的大小，当卵泡直径大于 16 毫米时进行以下两项检查：尿中黄体生成素检查和子宫颈管黏液检查。当卵泡直径约 20 毫米时发生排卵。

+

尿中激素检查
检测尿液中黄体生成素的浓度。由于排卵前 20~40 小时黄体生成素的分泌量增加，由此可以预测排卵的日期。

子宫颈管黏液检查
从子宫颈口采取黏液，用显微镜观察黏液的结晶状态。如果出现下图所示的蕨状结晶状态，则说明排卵期临近。

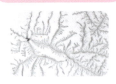

基础体温表
基础体温表对了解当月的排卵情况起不到什么作用，但却可以帮助了解过去几个月的排卵活动都是在什么时期发生的，从而推测出当月大致的排卵日。同时还可以让医生在早期发现患者体内潜在的健康问题。建议坚持测量基础体温并在基础体温表上做好记录。

成功妊娠的条件是既要有排卵现象还要有健康的输卵管

要使时机受孕法获得成功，需要满足以下条件。

女性
· 可以排卵　　· 输卵管伞端正常，能够抓取卵子　　· 输卵管通畅
· 没有妨碍子宫内受精卵着床的因素　　· 子宫颈口黏液无异常

男性
· 勃起之后能在阴道内射精
· 精液中有一定数量以上的健康精子

以上任何一个条件出现问题，都要一边针对原因进行治疗，一边尝试使用时机受孕法。在此基础上如果被诊断为自然妊娠困难，那么就要考虑进行人工授精和体外受精了。

根据症状选择治疗方法

在这里要介绍给大家的是针对引起不孕不育的代表性障碍的治疗方法。我们要在充分了解其症状和原因的基础上进行治疗。

女性原因1：排卵障碍

主要原因　・多囊卵巢综合征　　・促性腺激素分泌障碍　　・高催乳素血症
　　　　　　・卵巢功能低下　　　・卵泡黄素化

症状及原因 **激素紊乱，排卵无法进行**

所谓排卵，指的是成熟的卵子从卵巢排出的过程。这种排卵活动无法发挥作用的情况称为排卵障碍，完全没有排卵的情况称为无排卵，几个月排一次卵的情况叫做稀发排卵。

排卵活动是否正常进行，这在某种程度上可以通过基础体温表来判断。通常来说，基础体温的图表以排卵日为界可以分为两部分，前半部分呈低温状态，后半部分呈高温状态。如果无高低温两相分布，便可认为有无排卵症状的嫌疑。

在医院，通过超声波、尿液和血液等激素检查可以监测有无排卵。调查结果显示，基础体温表呈两相分布却没有排卵的情况是很罕见的。

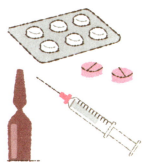

导致排卵障碍的原因是卵泡刺激素和黄体生成素等引起排卵的激素分泌紊乱、卵巢功能低下等，由此引发的主要病症有84页中列举的多囊卵巢综合征、促性腺激素分泌异常、高催乳素血症等五种。

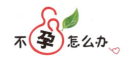

治疗方法 使用促排卵药物进行治疗

治疗要从使用促排卵药物来诱发排卵这方面入手。

首先，服用克罗米芬剂和环芬尼这类效果比较稳定的口服药，看看能否引起排卵。如果服用药后没有效果，就使用 hMG、hCG 这种更加强效的注射针剂。此外，也有使用激素疗法和外科手术进行治疗的情况。具体的治疗方法要根据病情来选择。

◎多囊卵巢综合征◎

多囊卵巢综合征是排卵障碍中最常见的病症，是卵泡在卵巢中无法发育成熟，卵巢皮质内残留大量的小卵泡的一种症状。用超声波监测观察卵巢时，能够看到像珍珠项链一般的形态，所以也被称为项链型卵巢。除此之外，由于黄体生成素和雄激素分泌过剩导致卵巢外侧的膜（白膜）变厚，排卵变得更加困难了。

关于病因目前尚无定论，但由于这是多种原因叠加在一起引发的疾病，有说与遗传体质也有一定的关系。患者表现为月经不调、闭经、基础体温紊乱等，由于雄激素大量分泌，有时也会引起肥胖、多毛、皮肤粗糙、粉刺、声音变粗等症状。

治疗时，最初先服用药效平稳的克罗米芬和环芬尼等促排卵药物来促发排卵。此时也可以将胰岛素抵抗改善剂二甲双胍和中药配合使用。当口服药效果不明显时，可以尝试使用 hMG 和 hCG 剂等注射药剂。但是，由于注射针剂的药效较强，过度使用易引发卵巢囊肿，造成卵巢过度刺激征候群（OHSS/ 详见第 148 页），所以要格外注意。

项链型卵巢

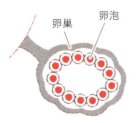

卵巢　卵泡

无法排卵的卵泡在卵巢中像项链一样串连在一起的形态。

外科治疗方法，就是通过腹腔镜手术用激光手术刀在卵巢的表面开一个小孔，使排卵更容易进行。虽然效果只能维持几个月或是一年左右，但是有助于自然的排卵和妊娠。

◎ 促性腺激素分泌障碍 ◎

排卵是由于卵巢受到卵泡刺激素和黄体生成素这两种促性腺激素的刺激而引起的活动。促性腺激素是由垂体分泌的，而下达分泌指令的是下丘脑。如果下丘脑的机能低下，促性腺激素分泌障碍，那么排卵也会变得困难，通过血液检查来测量血液中激素的含量可以做出诊断。

造成下丘脑机能低下的原因主要有过度减肥、压力过大以及疾病等原因引起的大幅度体重下降、甲状腺机能障碍、分娩时大出血等。特别是如果过度节食而长时间保持空腹状态，就会造成下丘脑机能紊乱，从而难以下达分泌激素的指令。

治疗时，为了使激素分泌的过程更加顺利，通常要使用促排卵药物。首先服用一些效果平稳的口服药剂，如果还是不能促进排卵，就使用 hMG 等卵泡刺激素和 hCG 等黄体生成素这两种注射药剂（hMG/hCG 疗法）。在日常生活中避免过度减肥，保持轻松的生活状态也是非常重要的。

◎ 高催乳素血症 ◎

泌乳素又被称为催乳素，在促进母乳分泌的同时，还对卵巢发生作用，有抑制排卵的功能。虽然这是一种女性分娩后从垂体大量分泌的激素，但即使不是产后，有时也会有原因不明的分泌过剩的情况。这就是所谓的高催乳素血症，不仅排卵活动消失，而且也会妨碍受精卵的着床。

症状明显时有人会有乳汁分泌的现象，但多数情况下表现为胸胀、闭经、月经不调等症状。检查时可以通过测量血液中催乳素的含量来做出诊断。其原因除了巨大的精神压力，还有长期服用口服避孕药、胃溃疡药、精神安定剂、降血压药等药剂带来的副作用。垂体中生成的肿瘤也是原因之一。

治疗时，使用溴隐亭等保证催乳素的正常分泌。如果是垂体肿瘤

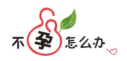

引起的病变，当肿瘤较小时使用药物治疗，肿瘤较大时需要通过手术切除。此外，如果明确是由于口服避孕药等药物的副作用所造成的，请直接停止服用这些药物。

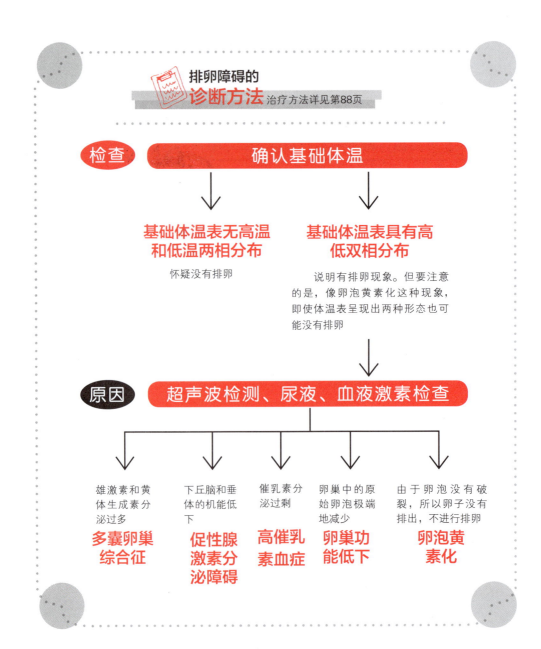

排卵障碍的 **诊断方法** 治疗方法详见第88页

检查 — 确认基础体温

基础体温表无高温和低温两相分布

怀疑没有排卵

基础体温表具有高低双相分布

说明有排卵现象。但要注意的是，像卵泡黄素化这种现象，即使体温表呈现出两种形态也可能没有排卵

原因 — 超声波检测、尿液、血液激素检查

雄激素和黄体生成素分泌过多

多囊卵巢综合征

下丘脑和垂体的机能低下

促性腺激素分泌障碍

催乳素分泌过剩

高催乳素血症

卵巢中的原始卵泡极端地减少

卵巢功能低下

由于卵泡没有破裂，所以卵子没有排出，不进行排卵

卵泡黄素化

◎卵巢功能低下◎

所谓卵巢功能低下，是指卵巢自身的功能衰弱，属于排卵障碍中治疗起来较为困难的病症。

卵巢中聚集了大量的原始卵泡，它们是卵子的前身，如果这些卵泡的数量变得极少，那么排卵就会变得困难。随着女性年龄的增长卵巢功能不断衰弱，因此这种症状多发生在高龄女性身上，但处于性成熟时期的人有时也会出现这种情况，而且大多原因不明。极少的情况下，对抗卵巢自身的抗体和染色体异常可能会成为原因之一。

患者本人能够感觉到的症状有月经不调、闭经，通过血液检查测定卵泡刺激素和 AMH 值，可以了解卵巢功能低下的程度。

治疗时只要还有原始卵泡存在，就可以使用促排卵药物和雌激素来促发排卵。如果这样还无法达到排卵的功效，那么就可以配合月经周期使用雌激素和孕激素促使卵巢机能恢复，即考夫曼疗法。有时也可以尝试单独使用雌激素的低量雌激素疗法。

◎卵泡黄素化◎

所谓卵泡黄素化，指的是即使卵子成熟了卵泡也不发生破裂，因而卵子无法排出的状态。虽然基础体温表上体现出低温和高温两种形态，但实际上无排卵现象。这种病症没有任何自觉症状，基础体温也无任何异常，只有通过超声波检测连续观察卵泡的形态才能被发现。

现在，发病的原因仍不明确，症状也不是每个月都有。有时也会发生排卵，自然而然地治愈的情况也不在少数，所以首先可以使用时机受孕法观察情况，同时服用口服避孕药调整卵巢的状态。

如果持续 3 个月以上没有排卵，残留的非破裂卵泡妨碍了新卵泡的成长，那么就要做卵泡穿刺手术，将针伸入阴道穿刺卵巢，以吸取卵泡液。

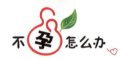

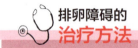

排卵障碍的治疗方法

多囊卵巢综合征

- 使用克罗米芬和环芬尼等促排卵药物来促进排卵。有时也会将胰岛素抵抗改善剂二甲双胍和中药配合使用
- 使用hMG和FSH剂等促排卵剂来促进排卵
- 通过腹腔镜手术在卵巢的表面开一个小孔，促进排卵

促性腺激素分泌障碍

- 使用克罗米芬和环芬尼等促排卵药物来诱发排卵
- 使用hMG等卵泡刺激素和hCG等黄体生成素这两种注射药剂来诱发排卵（hMG/hCG疗法）。
- 有节制的减肥，学会给自己减压，保持轻松的生活状态

高催乳素血症

- 使用溴隐亭来保证催乳素的正常分泌
- 如果药物的副作用是其病因，停止用药
- 如果垂体的肿瘤是其病因，使用药物疗法或通过手术切除肿瘤

卵巢功能低下

- 使用克罗米芬和环芬尼等促排卵药物，以及hMG和hCG等雌激素药剂来改善卵巢的功能
- 使用雌激素药剂和孕激素药剂，即考夫曼疗法，以及单独少量使用雌激素药剂的低量雌激素疗法，通过这两种疗法来促进排卵

卵泡黄素化

- 使用时机受孕法观察病情发展，同时服用口服避孕药来调整卵巢的状态
- 如果持续3个月以上治疗仍没有效果，且残留的非破裂卵泡妨碍了新卵泡的成长，那么就要做卵泡穿刺手术，对卵巢进行穿刺以吸取卵泡液

女性原因2：输卵管障碍

主要原因 ·输卵管狭窄 ·输卵管闭塞 ·输卵管炎 ·子宫内膜异位症
·输卵管水肿 ·输卵管伞端拾卵障碍

症状及原因 输卵管狭窄、输卵管闭塞等障碍

输卵管问题是引起女性不孕不育最常见的原因之一，占 30% ~ 50%。

输卵管是卵子和精子的通道，窄的部分大概和铅笔芯差不多。由于它非常纤细，所以如果其内部发生堵塞或粘连，那么精子和卵子就无法通过，从而导致不孕。此外还往往无法拾取卵巢排出的卵子，形成输卵管伞端拾卵障碍。我们将输卵管内部空间变窄的现象称为输卵管狭窄，输卵管完全堵塞的现象叫做输卵管闭塞。

引起输卵管狭窄和输卵管闭塞的原因是输卵管炎症（输卵管炎）和子宫内膜异位症。输卵管炎症有时还会引发输卵管伞端的炎症，甚至造成输卵管伞端完全闭合。此外，如果输卵管间质部及输卵管伞端发生闭塞，那么还会使输卵管由于其分泌液积存而膨胀，从而形成输卵管积水。

引起输卵管炎症的原因主要是由于衣原体、淋病的病原菌、大肠菌、支原体等病原体而引发的感染，其中最常见的是由于同房而引起的衣原体感染症。有时患者会感觉不到任何的自觉症状，炎症会从阴道到子宫内膜、甚至容易蔓延到输卵管。衣原体感染症本身虽然可以通过服用抗生素类药物来进行治疗，但其后遗症会造成输卵管的损伤。

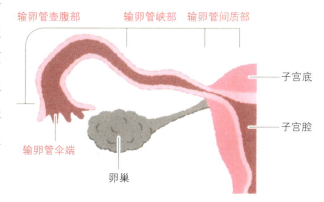

输卵管的名称

输卵管壶腹部　　输卵管峡部　输卵管间质部

子宫底

子宫腔

输卵管伞端

卵巢

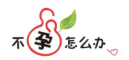

另一方面，子宫内膜异位症是指子宫内膜组织在子宫内壁以外的地方增殖而流血不止的一种病症（详见第103页）。子宫内膜异位症很容易发生在卵巢，一旦在卵巢内发生，其炎症和粘连就会蔓延至输卵管周围，也会成为引发输卵管粘连和排卵障碍的原因（卵巢巧克力囊肿）。此外，如果患者过去曾因阑尾炎而做过输卵管炎的手术，其输卵管周围很可能会发生粘连。

去医院检查时，要进行输卵管造影检查及通水或通气检查，以此来判断输卵管内部有没有发生粘连或闭塞。

如果输卵管闭塞的症状较轻，那么使用造影剂等通过输卵管便可以解决闭塞问题。

另外，在输卵管障碍中，也有仅一侧的输卵管出现狭窄和闭塞的情况。这时，即使程度有所差异，另一侧输卵管通常也会有潜在的障碍。请在充分了解这一点的基础上接受治疗。

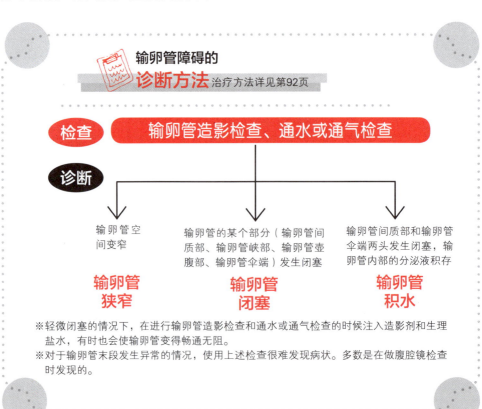

输卵管障碍的**诊断方法** 治疗方法详见第92页

检查 输卵管造影检查、通水或通气检查

诊断

输卵管空间变窄

输卵管狭窄

输卵管的某个部分（输卵管间质部、输卵管峡部、输卵管壶腹部、输卵管伞端）发生闭塞

输卵管闭塞

输卵管间质部和输卵管伞端两头发生闭塞，输卵管内部的分泌液积存

输卵管积水

※轻微闭塞的情况下，在进行输卵管造影检查和通水或通气检查的时候注入造影剂和生理盐水，有时也会使输卵管变得畅通无阻。
※对于输卵管末段发生异常的情况，使用上述检查很难发现病状。多数是在做腹腔镜检查时发现的。

治疗方法 通过通水或通气治疗，解决输卵管闭塞

如果由于输卵管炎的后遗症而造成输卵管闭塞，可以服用抗生素类药物进行治疗，或从阴道注入生理盐水和二氧化碳等使输卵管扩张，即通水或通气的治疗方法。

如果一侧的输卵管发生闭塞，而另一侧仍保持畅通，那么自然妊娠还是很有希望的，可以通过时机受孕法观察病情的发展。此时，为了提高妊娠的可能性，有时也会使用促排卵药物。

如果两侧的输卵管完全闭塞，又因输卵管水肿导致两侧的输卵管伞端发生闭合，那么很遗憾自然妊娠是无法实现了。需要通过输卵管形成术取出淤积部分，或是考虑体外受精了。

◎ 进行输卵管形成术的情况

所谓输卵管形成术，是指为了消除输卵管的闭塞淤积而进行的外科手术。常用的方法有利用内视镜将手术器械从阴道插入和进行剖腹手术、腹腔镜手术等。

在利用内视镜的手术中，将内视镜及其内置的导管从阴道插入，一直深入到输卵管的入口。然后使导管前端的气球膨胀，继续深入到输卵管内部，从而将输卵管内部扩张。

进行剖腹手术和腹腔镜手术的情况下，要切除输卵管闭塞的部分，然后将切口缝合。输卵管伞端发生堵塞时，也可以切开闭合的输卵管伞端，然后人工制作一个输卵管伞端。

但是，即使接受了输卵管形成术，也不代表很快就能怀孕。在年龄较大的情况下，有时也要通过体外受精的方式治疗。

◎ 治疗子宫内膜异位症的情况

由于子宫内膜异位症而引起输卵管障碍，病情会随着子宫内膜异位症的加重而变得严重，所以应该先行治疗子宫内膜异位症。

但是，因为子宫内膜异位症本身不是一种能够完全根治的疾病，治疗

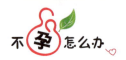

起来需要耗费很多时间，所以对于年龄较大的患者或者根据病情的发展，患者有时会被建议接受体外受精的治疗方式。

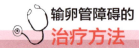

输卵管障碍的 治疗方法

输卵管闭塞

● 服用抗生素等口服药物
● 如果一侧发生闭塞，使用通水或通气治疗的方式消除输卵管的闭塞问题，可以期待自然妊娠的发生

输卵管间质部、输卵管峡部、输卵管壶腹部等处发生闭塞的输卵管

● 只有一侧发生闭塞的情况
* 用时机受孕法观察病情发展，服用排卵诱发剂来促进排卵
● 两侧都发生闭塞的情况
* 通过利用内视镜进行操作的输卵管形成术使输卵管内部扩张。进行剖腹手术和腹腔镜手术的时候，切除输卵管闭塞的部分，然后将切口缝合
* 接受体外受精治疗

输卵管伞端闭合的输卵管闭塞

● 切开闭合的输卵管伞端，然后人工制作一个输卵管伞端
● 考虑体外受精治疗
● 只有一侧发生闭塞的情况下，先通过通水或通气治疗的方式消除输卵管的闭塞问题，可以期待自然妊娠的发生

输卵管积水

● 通过利用内视镜进行操作的输卵管形成术使输卵管内部扩张。进行剖腹手术和腹腔镜手术的时候，切除输卵管闭塞的部分，然后将切口缝合
● 切开输卵管的末端，人工制作一个输卵管伞端
● 接受体外受精治疗

女性原因3：着床障碍

主要原因 ·子宫肌瘤　　·子宫腺肌症　　·子宫内膜息肉
·子宫畸形（子宫形态异常）·子宫内膜粘连·子宫内膜薄
·黄体功能不全·子宫内膜增生·子宫体癌

症状及原因 由于障碍，受精卵无法着床

卵子在输卵管部位与精子受精后形成受精卵，然后在不断分裂的过程中被运往子宫，进入子宫内膜后就扎根于此，这就叫做着床。如果子宫出现了某种问题，那么受精卵就无法着床，妊娠自然也无法成立。

大多数的着床障碍都可以通过超声波检测、子宫镜检查和激素检查等方式被诊断出来。如果子宫内部出现了问题，那么不仅着床会变得困难，也会妨碍胎儿的成长，成为流产的原因，所以需要尽早接受治疗。

治疗方法 通过激素治疗和接受手术的方式消除病灶

治疗方法有依赖药物的激素治疗和手术治疗两种，分别根据各自的症状来实行。

◎子宫肌瘤◎

子宫是由柔软的肌肉层构成的。子宫肌瘤是子宫肌肉内生成的良性肿瘤，40岁左右的女性中30%的人都患有这种疾病。患者基本上感觉不到任何症状，当肌瘤比较大时，月经量增多，会造成贫血。

子宫肌瘤根据肌瘤生成的位置不同，分为在子宫腔内突出的"黏膜下子宫肌瘤"、在子宫外侧突起的"浆膜下子宫肌瘤"和在子宫肌肉层内生成的"肌壁间子宫肌瘤"。其中容易对妊娠造成妨碍的是黏膜下子宫肌瘤和肌肉层子宫肌瘤。特别是黏膜下子宫肌瘤，由于它一直突

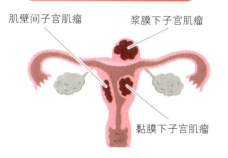

子宫肌瘤的种类

肌壁间子宫肌瘤

浆膜下子宫肌瘤

黏膜下子宫肌瘤

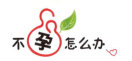

出至子宫腔内，所以即使是小肿瘤也会妨碍受精卵的着床。

多数情况下即使存在子宫肌瘤也能够自然地怀孕，所以首先要观察病情的发展后再确定治疗方案。但是，当肿瘤较大或存在明显导致不孕的肿瘤时，应该接受治疗。

治疗方法有激素治疗和子宫肌瘤切除手术两种。激素治疗时，通过抑制雌激素的分泌使子宫肌瘤收缩，但效果只是一时的，作为治疗不孕的方法来说不能抱有太大期望。子宫肌瘤切除手术是保留子宫，只将肌瘤切除。这样，为了防止子宫破裂等情况的发生，术后分娩时通常需要进行剖宫产手术。

◎子宫腺肌症◎

子宫腺肌症是表现为子宫的内膜组织在子宫肌层内不断增生、出血的子宫内膜异位症（详见第103页）的一种。本来应该在子宫内侧增生的子

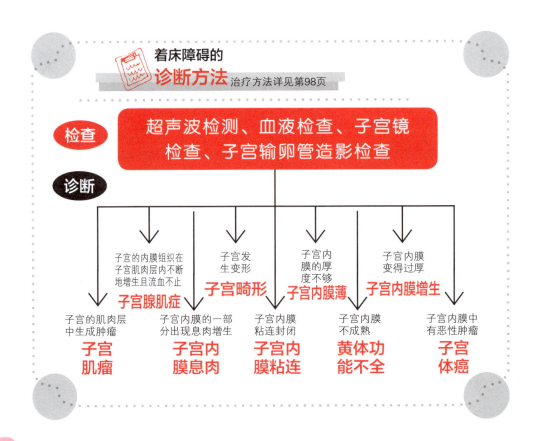

宫内膜，却进入到子宫肌层内增生、出血，因而子宫肌层变得又硬又肿。其自觉症状表现为强烈的痛经和月经过多等。

治疗时，先进行 4 ～ 6 个月的激素药物治疗。但是，仅仅依靠药物治疗并不能完全根治，所以还是希望患者治疗后能尽早怀孕。

当药物治疗没有见效时，需要做手术来切除已经变硬的子宫肌肉。但是，因为发生病变的肌肉与健康的肌肉很难区分开来，所以无法将患有子宫腺肌症的肌肉组织完全切除。

◎ 子宫内膜息肉 ◎

所谓子宫内膜息肉，是指子宫内膜的一部分增生为息肉状的良性肿瘤。息肉的大小由豆粒到拇指不等，如果增生的息肉占据了子宫，那么受精卵的着床会变得非常困难。

其自觉症状表现为经期前后的不正常出血。当出现经血之外的不正常出血时，必须找医生咨询。治疗起来相对比较简单，可以通过子宫镜检查发现病情，然后当场切除即可。

◎ 子宫畸形（子宫形态异常）◎

通常情况下，子宫呈梨状，大小如鸡蛋。但是，通过子宫镜检查和输卵管造影检查，可以观察到子宫呈现出与正常情况不同的形状，这叫做子宫畸形。其分类情况见第 96 页图示。

畸形程度较轻的情况下，能够进行妊娠和分娩的人也不在少数。但是，随着子宫畸形的形态和程度不同，受精卵着床困难，甚至会成为流产的原因。此外，考虑畸形的种类、流产的经历和不孕时间的长短等因素，有时也需要通过子宫成形手术来矫正子宫的形状。

◎ 子宫内膜粘连 ◎

所谓子宫内膜粘连，就是指子宫内膜粘连封闭，导致受精卵难以着床的状态。引起粘连的原因是子宫内发生的炎症和流产等手术造成的子宫内部损伤。

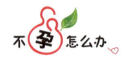
其自觉症状表现为月经量极少、经期变短等。治疗时可以进行粘连剥离手术，使用子宫镜将粘连部分剥离。

◎子宫内膜薄◎

子宫内膜是指将着床后的受精卵包裹起来的松软的组织。在卵巢内的卵泡所分泌的雌激素的作用下，通常在排卵期内其厚度能够达到 10 毫米以上。当子宫内膜的厚度不够时，受精卵着床就会变得困难了。

虽然这种病症有可能是促排卵药物如克罗米芬等的副作用造成的，但多数情况下原因是不明确的。也可以认为是雌激素分泌不足以及流产等手术的后遗症引起的。

作为治疗方法，可以一边使用激素药剂促进子宫内膜的增生，并用抗生素抑制子宫内的炎症；一边通过时机疗法等帮助患者完成妊娠。

子宫畸形的分类及治疗方法

正常的子宫

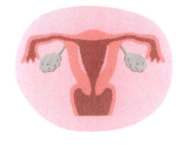

单角子宫

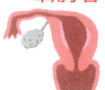

只有一个卵巢和输卵管的状态。由于很多情况下能够自然妊娠，所以可以视情况而定是否进行体外受精。不能进行手术。

双子宫

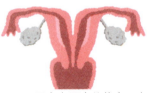

子宫有两个的状态。由于很多情况下能够自然妊娠，所以可以视情况而定是否进行体外受精。有两个阴道的情况下需要进行手术。

弓形子宫

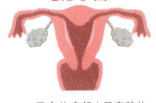

子宫的底部（子宫腔的顶端）呈现弓一样的状态，是否进行体外受精视情况而定。不进行手术。

中隔子宫

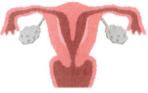

子宫内部分隔成两部分的状态。通过手术将子宫镜从阴道伸入，以矫正子宫的形状。

双角子宫

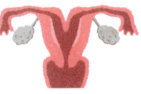

子宫的上部呈现角一样的状态。由于很多情况下能够自然妊娠，是否进行体外受精视情况而定。可以进行手术。

◎黄体机能不全◎

所谓黄体激素，是指排卵后从卵巢分泌出的激素，可以促进子宫内膜的成熟，使受精卵更容易着床。这种黄体激素分泌作用变差的现象就叫做黄体机能不全。

黄体激素一旦变少，子宫内膜就不能成熟，受精卵着床也变得困难。从基础体温表上来看，其特征表现为高温期和低温期的区别不明显，即便有高温期时间也很短（9～10天以内）。

治疗时可以一边使用黄体激素剂，一边使用促排卵药物 hCG 剂作用于卵巢，从而促进黄体激素的分泌。

◎子宫内膜增生◎

所谓子宫内膜增生，是指子宫内膜变得过厚的一种症状。这是因为子宫内膜的细胞分裂异常，呈现出与原来的子宫内膜不同的状态，因而受精卵的着床也变得困难。其原因有月经不调、内分泌失调、摄食大量脂肪成分和肥胖等。

子宫内膜增生可能成为引发子宫癌的危险因素。当子宫出现非正常出血时，需马上接受子宫癌的检查，如果被诊断为患有子宫内膜增生，就要通过刮宫手术将子宫内膜取出，并进行激素药物治疗。

◎子宫体癌◎

子宫体癌是指在子宫内膜中生成的恶性肿瘤。如果在早期及时发现，就可以通过刮宫手术将子宫内膜取出，用抗癌药剂等化学疗法和激素药物进行治疗。但如果在中期发现病情，那么为了防止癌细胞转移，有必要将子宫全部摘除。虽然怀孕是没有任何希望了，但毕竟是关乎生命的疾病，因此需要进行适当的治疗。其自觉症状表现为子宫非正常出血、白带异常、小腹疼痛等，患者多为绝经后的女性。

此外，子宫颈管内形成的子宫颈癌在年轻女性中的发病率正在增加。如果早期被发现的话，基本上不需要将子宫完全摘除，只需将子宫颈部分切除就能解决问题，对妊娠也几乎没有任何影响。

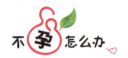

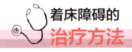

着床障碍的 治疗方法

子宫肌瘤

- ●肿瘤较小时　　*先保留查看
- ●肿瘤较大或明显妨碍到妊娠的情况
- *为了抑制雌激素的分泌并使子宫肌瘤收缩，可以使用激素治疗的方法，或是通过子宫肌瘤切除手术，保留子宫只将肌瘤切除

子宫腺肌症

- ●进行4~6个月的激素药物治疗
- ●通过手术将已经变硬的子宫肌层切除

子宫内膜息肉

- ●使用子宫镜，切除息肉

子宫畸形（子宫形态异常）

- ●单角子宫、双子宫、弓形子宫的情况
- *观察一段时间
- *对于单角和双子宫，考虑进行体外受精

- ●中隔子宫的情况
- *通过手术，将子宫镜从阴道伸入以矫正子宫的形状

- ●双角子宫的情况
- *观察一段时间
- *进行手术

子宫内膜粘连

- ●进行粘连剥离手术，使用子宫镜将子宫内膜的粘连部分剥离

子宫内膜薄

- ●使用激素促进子宫内膜的增殖
- ●使用抗生素治疗子宫内的炎症，然后进行时机受孕法

黄体机能不全

- ●使用黄体激素药剂和促排卵药物

子宫内膜增生

- ●通过刮宫手术将子宫内膜取出，并使用激素药剂

子宫体癌

- ●早期发现及时的情况下，通过刮宫手术将子宫内膜取出
- ●将子宫全部摘除，并使用抗癌药剂和激素药物进行治疗

女性原因4：性行为障碍

主要原因　·阴道强韧　　　　·阴道闭合　　　　·阴道狭窄
　　　　　　　·子宫内膜异位症　·心灵创伤等心理方面的问题

症状及原因 **器质方面的原因和精神方面的原因**

　　由于同房无法顺利进行而造成的不孕被称为性行为障碍（**如果是男性通常称之为性功能障碍，详见第117页**），女性和男性都有各自不同的原因。在这里我们首先看一下引起女性性行为障碍的原因和治疗方法。

　　引起女性性行为障碍的原因有阴道等性器官的器质方面的原因，以及对同房产生厌恶感的心理方面的原因。

　　无法进行同房的器质方面的原因主要发生在阴道。阴道是其内侧形成柔软的黏膜组织的筒状器官，同房时阴道内壁扩张使阴茎进入其中。但是，如果这种黏膜天生质地坚硬，那么就会妨碍同房。这就叫做"阴道强韧"。其他的阴道形态异常的情况有，阴道没有形成一个筒状的"阴道闭合"以及阴道内部非常狭窄的"阴道狭窄"。如果阴道的形态异常，阴茎便无法插入其中，插入会带来强烈的疼痛。此外，即使阴茎能够插入阴道中，同房带来的疼痛使同房无法进行，这样的人会因为腹腔内反复出血而被怀疑患有子宫内膜异位症（**详见第103页**）。如果同房时有疼痛感，建议去医院进行妇科检查。

　　另一方面，所谓心理方面的原因，是指身体方面没有任何问题却无法完成同房。或表现为对于阴道内进入某个物体而感到恐惧，或是由于曾被强奸、遇到流氓、被迫进行同房等心灵创伤而无法使性行为顺利完成。

治疗方法 **除了进行身体上的治疗，还要进行心理咨询**

　　通过接受内诊，如果查出属于阴道强韧、阴道闭合、阴道狭窄等器质方面的原因，可以接受阴道成形手术治疗和阴道扩大等手术的治疗。如果

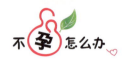

属于子宫内膜异位症而引起同房疼痛的情况，可以通过激素疗法和腹腔镜手术进行治疗。

有关心理方面的问题，向医生和专业的咨询人员进行心理咨询是解决问题的捷径。如果是对于阴道内进入某个物体而感到恐惧的情况，可以试着做这样的练习：首先自己将棉棒伸进阴道，习惯了棉棒就进一步用自己的手指、配偶的手指，以逐渐减少对于异物进入阴道的排斥感。另外也可以在医生的指导下使用器具进行辅助练习。

由于同房是非常隐私的话题，很多人无法对别人说出口，而自己默默烦恼。这时请下定决心找到治疗不孕的医生和专家咨询一下为好。

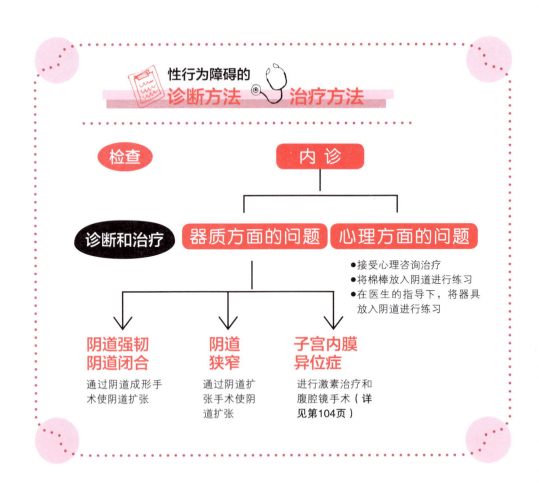

女性其他原因

・抗精子抗体　　　・子宫内膜异位症

　　阻碍精子运动的抗精子抗体，属于一种无感觉症状，只有通过血液检查才能诊断出来。子宫内膜异位症也是引发各种不孕不育症的原因。

抗精子抗体

症状及原因 阻碍精子运动以及妨碍受精的抗体

　　所谓抗体，是指通过与病毒、细菌等外敌相结合以封锁其运动，阻碍其侵入人体的物质。大多在女性的体内是没有对抗精子的抗体的，但还是有极少情况出现了这种抗体，被称为抗精子抗体，存在于 1% ~ 2% 的不孕症女性的体内。其原因主要是对精子产生了过敏性反应。如果体内存在这种抗精子抗体，那么精子就无法在阴道内运动，也无法与卵子相结合，导致受精无法完成。

　　如果进行性交后试验发现异常，便可以怀疑抗精子抗体的存在，应进行血液检查确定血液中是否有抗精子抗体。

治疗方法 抗体作用较强的情况下接受体外受精

　　抗体也有作用较强和较弱之分。

　　抗体作用较强的情况下，由于自然妊娠十分困难，因此可以考虑体外受精。接受体外受精，就是先让卵子和精子完成受精过程，然后将受精卵放入子宫内，使抗精子抗体无法成为阻碍。

　　抗体作用较弱的情况下，可以使用时机受孕法先观察一下。但是，如果精子频繁地进入阴道可能会使抗

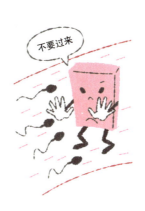

不要过来

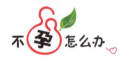

体的作用变得更强，所以在排卵日之外进行同房时请使用避孕套。使用时机受孕法没有效果时，还是建议接受能够将精子送往子宫深处的人工授精。但是，由于抗精子抗体多数情况下作用力都很强，所以基本上都采用体外受精的方法治疗。

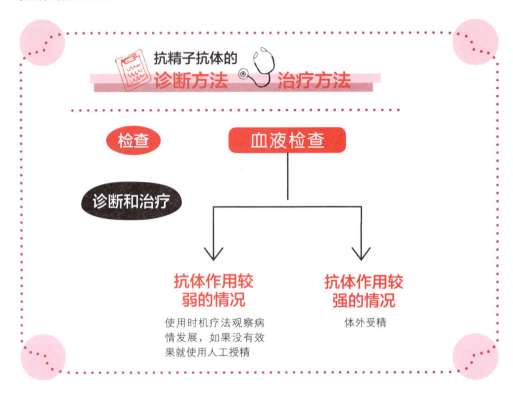

抗精子抗体的 **诊断方法** **治疗方法**

检查 **血液检查**

诊断和治疗

抗体作用较弱的情况
使用时机疗法观察病情发展，如果没有效果就使用人工授精

抗体作用较强的情况
体外受精

小贴士

什么是阻碍精子通过的颈管黏液不全？

与抗精子抗体一样，还有一种阻碍精子运动的障碍叫做颈管黏液不全。子宫颈管黏液是指子宫颈管内膜分泌的黏液状物质，其作用一般是防止细菌等进入阴道。排卵时期其黏稠性会增加从而有助于精子通过子宫颈管。一旦这种颈管黏液变少，或是黏液的状态变化不顺利，精子就会无法通过子宫颈管，成为不孕的原因。治疗时可以使用激素药剂和抗生素，如果没有任何改善建议接受人工授精。

子宫内膜异位症

症状及原因 类似子宫内膜的组织在卵巢和输卵管等处增生

子宫内膜是指在子宫内侧增生的组织，是受精卵着床的场所。不发生着床时就脱落下来，以经血的形式排出体外。子宫内膜异位症是类似子宫内膜的组织在卵巢、输卵管和腹腔等位置增生的一种疾病，20 ~ 30 岁女性的发病率正在增加。

子宫内膜异位症较为棘手的一点是，病灶会随着月经周期增生，一旦剥离就流血不止。由于子宫内膜异位症的出血并不像经血一样能够被排出体外，所以经常会在增生位置引起炎症，或是血液积存形成粘连。

子宫内膜异位症如果发生在输卵管就会引发输卵管障碍，发生在子宫肌层内会成为子宫腺肌症，都会造成着床障碍。此外，如果发生在卵巢，会使陈旧的血液在卵巢内积存，严重的还会导致输卵管粘连和排卵障碍。我们将其称为卵巢巧克力囊肿。

其自觉症状表现为痛经、同房疼痛、腰痛、腹痛等。特别是 20 岁以上的女性，痛经本应该减轻却反而严重了，就要格外注意。不过也有人没有任何自觉症状。去医院检查时，应该进行内诊、超声波检测、MRI 检查等。

治疗方法 在闭经状态时抑制增生

由于子宫内膜异位症的病情会随着月经周期而发展，所以月经一旦停止，就应该通过激素疗法使病灶萎缩，这叫做伪闭经疗法，使用激素药剂将身体调整为闭经后的状态。还有一种方法是通过服用口服避孕药，使身体达到接近妊娠状态的伪妊娠疗

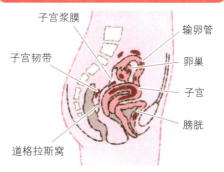

易患子宫内膜异位症的部位

子宫浆膜
子宫韧带
道格拉斯窝
输卵管
卵巢
子宫
膀胱

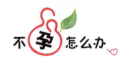

法。无论哪一种疗法都会出现头晕、出汗、不正常出血等强烈的副作用，所以要一边观察身体状况一边进行治疗。

治疗过程中排卵活动会停止，因此不要期望会怀孕，即使停止用药可能也要等 1～3 个月的时间才能再次排卵。因此，如果症状较轻且年龄较高的女性，与治疗相比还是怀孕更重要，且一旦怀孕月经会停止，子宫内膜异位症也会得到一定的改善。

另一方面，由于子宫内膜异位症引起的粘连较为严重，妨碍了妊娠，应该通过腹腔镜手术将粘连部分剥离。若存在卵巢巧克力囊肿，如果放任不管会造成排卵困难，可以通过手术用针穿刺卵巢引出陈旧的血液，换成乙醇注入其中以固定卵巢膜（乙醇注入疗法），或是进行腹腔镜手术去除囊泡，以恢复卵巢机能。

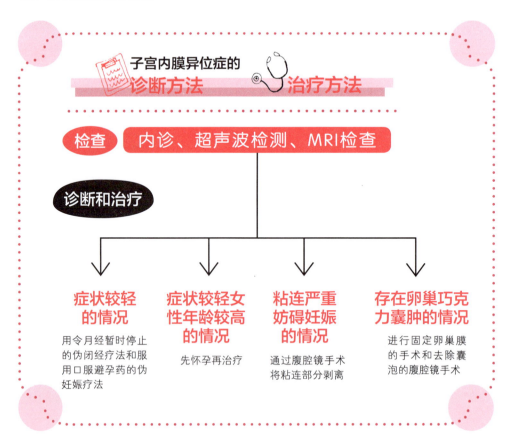

子宫内膜异位症的 **诊断方法** **治疗方法**

检查 内诊、超声波检测、MRI检查

诊断和治疗

症状较轻的情况	症状较轻女性年龄较高的情况	粘连严重妨碍妊娠的情况	存在卵巢巧克力囊肿的情况
用令月经暂时停止的伪闭经疗法和服用口服避孕药的伪妊娠疗法	先怀孕再治疗	通过腹腔镜手术将粘连部分剥离	进行固定卵巢膜的手术和去除囊泡的腹腔镜手术

习惯性流产（不育）

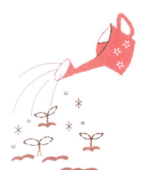

即使怀孕了也会反复流产的症状就是不育症。原因多种多样，治疗方法也有很多种。特别是女性年龄较大的情况下，应该尽早去看医生。

即使怀孕了也反复流产的状态

有怀孕经历，同时有经历 3 次以上流产、早产及死产的症状叫做不育症。虽然流产 3 次以上称之为习惯性流产，但实际上与另外两种情况基本相同。

引起不育症的原因有很多，如免疫异常、染色体异常和母体的问题等（参照第 106 页），治疗时应进行女性的血液检查、子宫形态检查、夫妇的染色体检查等，在查清原因的基础上慎重地进行治疗。

在这里，我们为大家详细介绍一下不育症最常见的两个原因：自身免疫异常和同种免疫异常。

生成自我攻击的抗体——自身免疫异常

所谓自身免疫异常是指自身产生攻击自己身体一部分的抗体的病症。其中容易成为不育症原因的是抗磷脂抗体。磷脂是构成细胞膜的成分，如果产生了攻击它的抗体，那么胎盘等内部就很容易形成血栓，成为导致流产的原因。这种疾病可以通过血液检查测定有无抗磷脂抗体，或是通过血液凝固等检查来做出诊断。其治疗方法除了可以使用药物阿司匹林来预防并消除血栓，还可以服用中药柴苓汤使抗体难以生成。

将胎儿视为异物进行排斥——同种免疫异常

对于女性的身体来说，受精卵是具有与自身不同的遗传因子的异物。通常情况下，人体会对进入体内的异物产生排斥反应，想要将其排除体外。但是怀孕期间在一种叫做"免疫耐受"的反应的作用下，不会对受精卵和胎儿产生排斥反应。然而，有时这种反应不能很好地起作用，因而成为流产的原因。我们将其称为同种免疫异常，通过血液检查观察夫妇两个人的淋巴细泡的状态等来做出诊断。

可以通过注射溶链菌药剂来进行治疗。但是现阶段，其有效性尚未得到充分的证明。以前最常用的是能够引起正常免疫反应的丈夫淋巴细胞注射治疗，然而由于近年来这种治疗方法的有效性和副作用被视为一大问题，选择这种疗法的医院也变少了。

不育症的主要原因及治疗方法

激素异常

高催乳素（详见第85页）、甲状腺功能异常、黄体机能不全等现象一旦发生，便很容易引起流产。

治疗方法

针对各种不同的病症，通过药物和注射等方式，补充激素、调整激素的分泌状态。

子宫形态异常

其原因是双角子宫、中隔子宫等子宫畸形，以及子宫肌瘤、子宫腺肌症等引起的子宫变形。

治疗方法

根据异常的程度，进行矫正子宫形状的子宫成形手术，以及去除肌瘤、腺肌症的手术。

宫颈管无力症

由于子宫的入口子宫颈管松弛，不能支撑胎儿，从而造成流产。

治疗方法

通过子宫颈管缝缩手术，用线将子宫颈管结扎。怀孕期间要注意卧床静养休息。

染色体异常

夫妇两人无论哪一方出现了染色体异常的情况，都有可能导致流产。

治疗方法

没有什么特定的治疗方法，因为存在自然妊娠的可能性，所以请咨询医生。由于染色体错位等染色体异常的原因而反复流产的情况下，通常也会进行受精卵的着床诊断，从而预防流产。

感染症

受到衣原体等感染而在阴道、子宫和输卵管内引起炎症的话，很容易造成流产。

治疗方法

使用抗生素治疗夫妇两人的炎症。

免疫异常

如本文的介绍，有自身免疫异常和同种免疫异常两种。

内科疾病

糖尿病、胶原性疾病、血液凝固障碍等内科疾病有时也会成为流产的原因。

男性原因1：造精功能障碍

主要原因　·非闭塞性无精子症　·染色体异常　·逆行性射精
·精索静脉瘤　·内科疾病、精神压力

症状及原因 **只能生成数量极少的健康精子**

虽然通常认为不孕症的大部分原因在于女性，但其实也有一半的原因在男性身上。只有男性也接受检查，才是查明不孕症原因的捷径。

男性不育的原因中，90%在于造精功能障碍。这是指睾丸内没有生成足够数量的健康精子，导致精液中的健康精子不足。

为了保证精子能够找到卵子并与其完成受精，需要足量的健康有活力的精子。标准的精液中，每毫升应存在4000万～8000万个精子。如果精子低于这个数量范围且运动能力低下，就会成为不孕的原因。

检查时，要对精液中的精子数量及其运动能力、畸形率等进行调查。结果显示，造精功能障碍可以分为无精症、少精症、精子无力症和精子畸形症四种类型。

但是，由于精液的状态会受到男性当天身体状况的影响，所以检查结果不理想时请过几天再进行第二次或者第三次检查，以便进行精确的诊断。

造精功能障碍的分类

无精症	少精症	精子无力症	精子畸形率高
精液中一个精子也没有，即便在精巢和精巢上体也没有精子	精液中精子的数量很少，每毫升精液只有不到2000万个精子	精子的运动能力低下的状态。运动精子的比例不到全体的50%	畸形精子多，正常精子的数量不足全体的30%

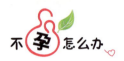

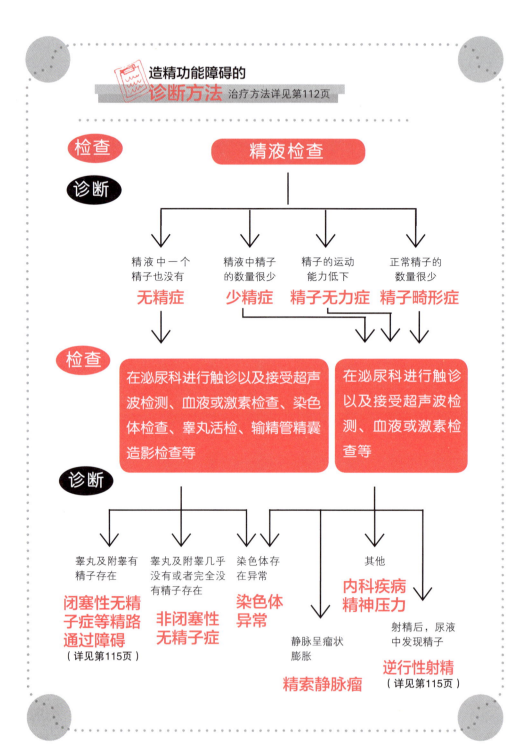

造精功能障碍的
诊断方法 治疗方法详见第112页

检查 精液检查

诊断

精液中一个精子也没有	精液中精子的数量很少	精子的运动能力低下	正常精子的数量很少
无精症	**少精症**	**精子无力症**	**精子畸形症**

检查

在泌尿科进行触诊以及接受超声波检测、血液或激素检查、染色体检查、睾丸活检、输精管精囊造影检查等

在泌尿科进行触诊以及接受超声波检测、血液或激素检查等

诊断

睾丸及附睾有精子存在
闭塞性无精子症等精路通过障碍
（详见第115页）

睾丸及附睾几乎没有或者完全没有精子存在
非闭塞性无精子症

染色体存在异常
染色体异常

内科疾病精神压力

其他

静脉呈瘤状膨胀
精索静脉瘤

射精后，尿液中发现精子
逆行性射精
（详见第115页）

治疗方法 **症状较轻时使用药物疗法将其活化**

轻度少精症及精子无力症、精子畸形率高的情况下，首先服用药物观察病情。

经常使用的药物是激肽释放酶，具有促进血液循环、制造出有活力的精子的作用。此外，使用人们所熟知的促排卵药物克罗米芬、hMG 的激素疗法有时也很有效果。有的医师，有时也会给患者开出八味地黄丸等中药以及维生素 B_{12} 等处方。

如果用药物治疗病情仍没有得到改善，那么就要去泌尿科接受进一步的检查，或是尝试进行人工授精。如果自然妊娠十分困难，用离心分离器分离提取精液，将健康的精子挑选出来注入子宫进行人工授精的话，妊娠的可能性也会提高。

接下来，我们一起来看一下针对每种造精功能障碍的原因的治疗方法。

◎ **无精症** ◎

精液中完全找不到精子的时候，有必要去泌尿科接受详细的检查。

在泌尿科首先要进行的是血液或激素检查和睾丸活检。后者是采集生成精子的器官即睾丸的一部分组织，确认睾丸内有无精子生成的一项检查。即使睾丸内有精子产生，却还是属于无精子症，这种情况便可以诊断为患有闭塞性

小贴士

改善精子状态的药物及其效用

激肽释放酶	具有促进血液循环的作用，精子的运动能力提高，浓度也变大。克罗米芬、hMG：用于激素疗法，提高造精能力和雄激素的分泌。
中药	使用补中益气汤、八味地黄丸等，激活睾丸的作用。
维生素 B_{12}、维生素 B_6	促进体内生成精子，具有改善精子运动能力和浓度的作用。

精子数量较少时选择治疗方法的标准

精子数	治疗方法
2000万~3000万	人工授精（AIH）
1000万~2000万	体外受精
1000万以下	显微授精

＊ 所谓精子数，是指每毫升精液中存在的健康有活力的精子的数量。

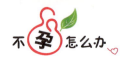

无精子症等运送精子的精路出现异常的某种精路通过障碍（**详见第 115 页**）。

另一方面，睾丸中的精子数量很少，甚至完全看不到精子的存在，可以诊断为睾丸机能有问题的非闭塞性无精症。

即使患有无精症，只要睾丸中还有少量精子，就可以进行显微授精。最近还研发出了不必依赖成熟的精子，只要有前一个阶段的基本发育完成的细胞也能用来进行显微授精。

如果一个精子也没有发现，那么很遗憾你不能拥有自己的亲生孩子。这种情况下，可以考虑收养孩子或是非配偶间人工授精的治疗方式（**详见第 127 页**）。

◎染色体异常◎

精子不能顺利生成的原因之一是染色体异常。其中具有代表性的是性染色体 X 染色体比平常多一条的克氏综合征。表现为雄激素分泌变少，睾丸小，乳房像女性一样大等，容易罹患精子缺乏症和无精子症。

如果精液中某种程度上存在精子，那么可以一边进行药物疗法，一边尝试进行人工授精和体外受精。即便如此还是很难见效并且精液中没有精子的话，就应该和其他无精子症的患者一样，尝试使用睾丸和附睾的精子进行显微授精。

但是，通过这种方式生出的孩子如果是男孩，有 1% 的概率会遗传有与父亲相同的病症。如果确认患有染色体异常需要进行体外受精的话，需要事先先听取专业医生的说明，然后慎重地做出判断。

精子的形成过程

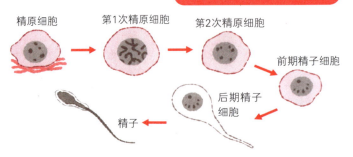

精子是由一种叫精原细胞的精子原型经过 74 天生长发育而成的。在显微授精时，不仅是成长起来的精子，基本发育完成的精子细胞也可以被使用。

◎精索静脉瘤◎

精子数量很少，运动能力低下，其原因在于一种叫做精索静脉瘤的疾病。

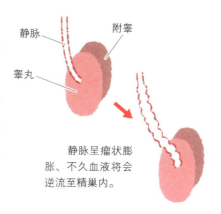

静脉呈瘤状膨胀、不久血液将会逆流至精巢内。

为了防止血液倒流，静脉中存在一种瓣膜，一旦由于这种瓣膜损坏等原因造成血液流动的延迟，那么静脉就会呈瘤状膨胀，结果造成积存的血液在睾丸内倒流。

通常为了生成精子，睾丸内的温度比体温低 2 ~ 3℃为最适温度。这是因为睾丸不能适应高温，一旦体温上升就会造成睾丸制造精子的能力低下。但是，血液的逆流会使睾丸内的温度升高，进而使含氧量减少导致睾丸的作用能力变差，给制造精子带来困难。

检查时，可以通过触诊和超声波检测来发现病情。治疗方法可以选择外科手术，用线结扎静脉瘤部分，这是一种利用局部麻醉进行的比较简单易行的手术，当天就有可能出院。如果手术成功，睾丸机能就能恢复，从而制造出健康的精子。

如果做完手术没有好转，可以通过人工授精、体外受精和显微授精的方式治疗。

◎内科疾病、精神压力◎

我们知道，糖尿病、肝脏疾病、高血压、高尿酸血症（痛风）、动脉硬化等内科疾病也会对精子的制造机能造成不良的影响。

如果发现患有内科疾病，应该先行治疗这些病症。在此基础上，可以通过服用有助于造精功能的药物、尝试人工授精等方式进行不孕症的治疗。

此外，就像女性在巨大的身心压力下会停止排卵一样，男性在巨大的精神压力下也会导致造精机能低下。

这种情况下，可服用药物来调节身体状况，同时学会给自己减压并接受心理治疗，以保持身心健康。

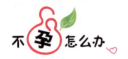

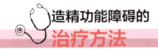造精功能障碍的
治疗方法

少精症、精子无力症、精子畸形症

- 服用激肽释放酶、中药、维生素B_{12}等药物
- 使用克罗米芬、hMG等进行激素疗法
- 尝试进行人工授精

非闭塞性无精子症

- 只要睾丸内还有少量精子存在，就可以进行显微授精
- 如果睾丸内连一个精子都没有，那么就可以考虑收养孩子、非配偶者间人工授精等拥有亲生子之外的治疗方式

染色体异常（克氏综合征）

- 如果存在一定数量的精子，就一边使用药物疗法，一边进行人工授精和体外受精
- 如果精液中没有发现精子，而睾丸和附睾有精子存在，那么可以利用这些精子尝试显微授精

精索静脉瘤

- 进行外科手术，用线将静脉瘤的部分结扎。如果没有好转，就接受体外受精、人工授精、显微授精治疗

糖尿病、肝脏疾病等内科疾病

- 先对内科疾病进行治疗
- 服用药物
- 尝试人工授精

精神压力

- 服用药物，排除造成精神压力的原因，接受心理治疗

闭塞性无精子症等精路通过障碍

- 详见第115页

男性原因2：精路通过障碍

主要症状　·闭塞性无精子症　　·附睾炎
　　　　　　·逆行性射精

症状及原因　精路存在问题，无法运送精子

即使睾丸里生成了精子，如果精子的运送路径即精路的某处出现了问题，那么精子就不能被运送到前端，造成精液中没有精子。这是无精子症的一种，我们称为精路通过障碍。

在睾丸内生成的精子被运送到位于睾丸上面的附睾中，并在那里发育成熟。之后，经过输精管与精囊和前列腺的分泌液融合到一起。阴茎受到性刺激后勃起，含有精子的精液从尿道排出体外。这就是射精。

如果被诊断出患有无精子症，那么就要进行判断睾丸内有无精子存在的睾丸活检，以及判定精路是否畅通的输精管精囊造影检查等。

进行睾丸活检时，在局部麻醉的基础上将阴囊切开约1厘米，提取睾丸的一小部分组织。用显微镜观察这部

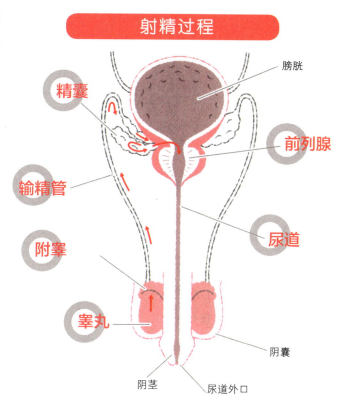

射精过程

膀胱
精囊
前列腺
输精管
尿道
附睾
睾丸
阴囊
阴茎
尿道外口

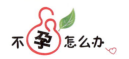

分组织，看看有无精子的存在。进行输精管精囊造影检查时，向输精管内注入造影剂进行 X 射线摄影，判断精子的输送通道是否堵塞。具体方法是在局部麻醉的基础上将阴囊的上部开一个小孔，将造影剂从小孔注入其中。

通过这些检查，如果睾丸内存在精子但精路出现了问题，由此可以断定患有精路通过障碍。

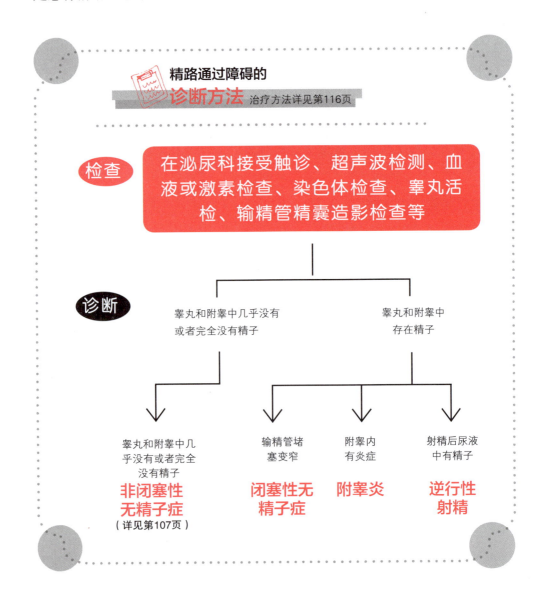

精路通过障碍的诊断方法 治疗方法详见第116页

检查 在泌尿科接受触诊、超声波检测、血液或激素检查、染色体检查、睾丸活检、输精管精囊造影检查等

诊断

睾丸和附睾中几乎没有或者完全没有精子

睾丸和附睾中存在精子

睾丸和附睾中几乎没有或者完全没有精子
非闭塞性无精子症
（详见第107页）

输精管堵塞变窄
闭塞性无精子症

附睾内有炎症
附睾炎

射精后尿液中有精子
逆行性射精

治疗方法 根据症状进行治疗

精路通过障碍的原因主要有闭塞性无精子症、附睾炎等炎症、逆行性射精等。

◎闭塞性无精子症◎

由于精路完全闭塞、狭窄，精子无法通过精路而造成无精子症的病症叫做闭塞性无精子症。其原因是输精管天生存在问题、附睾炎和输精管炎的后遗症以及事故引起的外伤等。比较罕见的情况是，小的时候接受腹股沟疝（疝气）手术时错将输精管结扎，也有可能会引起通过障碍。

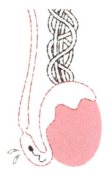

精路的闭塞、狭窄会造成无精子症

如果是轻微的输精管闭塞、闭合，可以使用显微镜切除问题部分再进行缝合手术。但是，如果本来就没有输精管，或是输精管闭塞较为严重的情况下，手术操作起来比较困难，因此应当提取睾丸和附睾内的精子进行显微授精。

◎附睾炎◎

所谓附睾炎，是指结核病及衣原体感染症等原因引起的附睾的炎症。一旦附睾发生炎症，那么受损的部分就会闭塞。此外，如果与尿道炎一同发病的话，尿液和精液中白血球与杂菌混合，排尿时会有痛感。精液中精子与杂菌混合的情况下，由于精子会被白血球攻击致死，所以健康精子的数量也会变少。

治疗附睾炎时，可以使用抗生素抑制炎症，治疗造成附睾炎的感染症。在治疗炎症的同时，虽然附睾的机能会恢复，但治疗后有时会伴有精路闭塞的后遗症。这时可以提取睾丸和附睾中的精子进行显微授精。

◎逆行性射精◎

所谓逆行性射精，是指精液不从阴茎口射出，而是经过尿道被射入膀

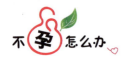
胱的症状。检测同房之后的尿液，若发现尿液中存在精子则可做出诊断。其原因尚不明确，多数是生来就有的问题。有时也可能是前列腺手术和糖尿病引起的。

尚无根治逆行性射精的治疗方法。作为不孕治疗可以从膀胱内提取精子接受人工授精和体外受精。但是，由于精子一旦接触尿液，运动能力会减弱甚至死去，所以首先用精子的培养液清洗膀胱直到洗干净为止。然后向膀胱内注入新的培养液，通过自慰完成射精。之后从膀胱的培养液中提取精液，洗净之后选取健康的精子。用这种方法提取的精液可以用于人工授精、体外受精和显微授精。

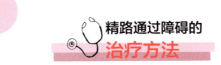

精路通过障碍的治疗方法

闭塞性无精子症

- 轻微闭塞的情况
  通过手术切除存在问题的部分，然后进行缝合手术
- 闭塞严重及本身没有输精管的情况
  提取睾丸和附睾内的精子进行显微授精

附睾炎

- 服用抗生素
- 提取睾丸和附睾内的精子进行显微授精

逆行性射精

- 从膀胱提取精子，进行人工授精、体外受精和显微授精

男性原因3：性功能障碍

主要原因　・内科疾病　　・心灵创伤及精神压力
　　　　　　　・错误的自慰方式　・逆行性射精

症状及原因 勃起障碍和射精障碍有来自身心两方面的原因

虽然想要孩子但却无法完成同房，这叫做性功能障碍，主要分为勃起障碍和射精障碍。

所谓勃起障碍，是指由于阴茎不能勃起，或是勃起不能持续而导致性生活不能完成的状态，也叫做阳痿（ED）。其原因有心理方面的，也有身体方面的。

和女性一样，对于男性来说性生活也是一个敏感的问题，所以与心理状态有很大的关系。特别是男性，如果自己在性生活过程中没有起到主导作用就很容易感到压力。初次性生活体验不顺利、性经验少造成的自卑感等都会引起性生活时过度紧张，从而不能勃起。此外，过多的工作所带来的压力也会压迫内心，造成一时的勃起障碍。

导致勃起障碍的身体方面的原因有糖尿病、肝脏疾病、高血压、动脉硬化等疾病。由于勃起是通过阴茎中的海绵体充血而发生的，所以当患有血液循环不佳的疾病时就会表现出勃起障碍等症状。

射精障碍是指能够勃起却无法射精。射精障碍除了完全不能射精的情况之外，还有能够射精却无法在女性体内射精的阴道内不能射精症，同房时不能在合适的时机射精于阴道的早泄、迟泄，以及虽然能够射精，精液却通过尿道流入膀胱的逆行性射精（**详见第 115 页**）等。

其中最常见的是，自慰可以射精，但夫妻性生活时却无法完成射精的情况，其原因是错误的自慰方式。如果需用棉被和手掌强烈地摩擦这样的方法进行自慰，那么仅靠阴道内的刺激射精会变得十分困难。

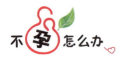

射精本身无法完成，或是早泄、迟泄等无法在合适的时机进行射精的情况，那么和勃起障碍一样，大多与心理方面的问题有关系。

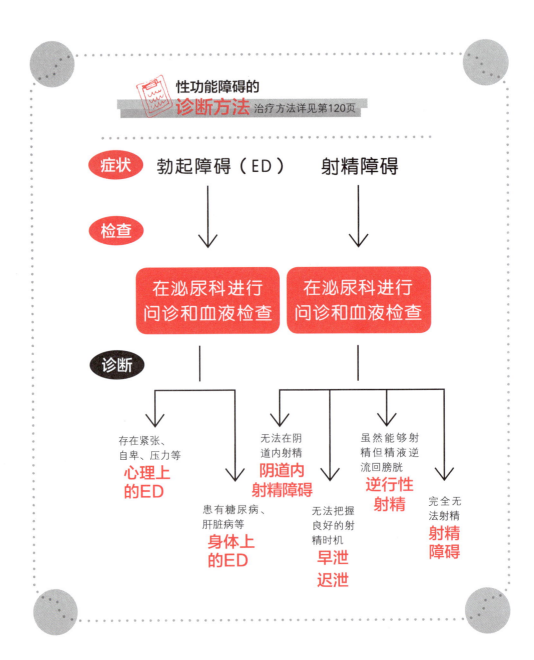

治疗方法 症状较轻时，用药物疗法使之活化

对于由生理和心理双重原因造成的复杂性功能障碍，对症治疗是十分重要的。不要着急、耐心地进行治疗也有根治的可能性，所以请不要放弃，坚持接受治疗吧。

◎ **勃起障碍**（ED）◎

如果是心理方面的原因引起的勃起障碍，首先应接受专业的心理咨询人员的心理治疗。通过谈话弄清问题出现的原因，然后想办法改善病情。此外，也可以进行体外受精。

还有一些治疗药物如伟哥、威龙、艾力达等。通过服用药物引起勃起后找到自信，随后即使不借助药物也渐渐变得能够勃起了。不要一个人烦恼，还是找到相关的医生或者去泌尿科咨询一下比较好。除了药物，还有吸引式勃起辅助器等帮助勃起的仪器。

如果是内科疾病造成的勃起障碍，首先应该治疗相关疾病。女性年龄较大等原因希望早日怀孕时，可以从睾丸和附睾提取精子，然后进行显微授精。

◎ **射精障碍** ◎

对于无法在女方体内射精，首先需要掌握正确的自慰方法。不能用手掌等进行强烈的刺激，而应该用手指的上下运动促进射精，从而使阴道内的刺激也能引起射精。

对于心理方面的问题、早泄、迟泄、不能射精等症状，接受专业的心理治疗是非常有必要的。如果不能射精，那么可以采用在泌尿科接受治疗等方式。

如果经过以上的治疗之后症状仍未得到改善，那么可以通过自慰提取精液进行人工授精，或是从睾丸和附睾提取精子进行显微授精。

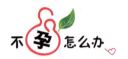

 性功能障碍的
治疗方法

勃起障碍（ED）

心理原因引起的ED

- 接受心理治疗，进行体外受精
- 服用伟哥等ED治疗药物，使用吸引式勃起辅助器

身体原因引起的ED

- 如果是内科疾病引起的，先行治疗相关疾病
- 进行显微授精

射精障碍

阴道内不能射精症

- 接受正确的自慰指导
- 进行人工授精和显微授精

早泄、迟泄

- 接受心理治疗
- 进行人工授精和显微授精

逆行性射精

- 详见第115页

不能射精

- 接受心理治疗
- 在泌尿科接受治疗
- 进行显微授精

小贴士

帮助勃起的药物伟哥是什么？

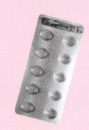

　　伟哥是医院的处方药，是促使流入阴茎的血流量增大从而有助于勃起的ED治疗药物。但是服用之后，如果没有性兴奋，阴茎同样不能勃起，所以对于没有性欲的人来说没有任何效果。除此之外的ED治疗药物还有威龙和艾力达等。

针对不明原因引起的
不孕不育的治疗方法

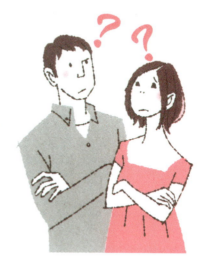

进行了整套检查但仍无法查明导致不孕不育的原因，这被称为不明原因的不孕不育（功能性不孕不育）。每 10 对不孕不育夫妇中有 1 对属于此情况。

不明原因引起的不孕不育症

如果被诊断为不明原因引起的不孕不育症，就需要再一次进行输卵管造影检查、性生活后的宫颈黏液检查和抗精子抗体检查，所有的检查项目要重新检查一遍。

这些检查中最重要的是输卵管造影检查。这是因为对于不明原因引起的不孕不育来说，发病原因在于输卵管的可能性较高。如果是在没有输卵管造影检查等相关设备的医院接受的诊治，那么要让医院出具介绍信，然后到其他医院接受检查和治疗。此外，如果没有对男性进行精液检查的请一定要接受检查。

通过常规性不孕不育治疗后先观察一段时间，再决定是否进行体外受精

如果被诊断为不明原因引起的不孕不育，通常可以通过时机疗法、促排卵药物、人工授精等一般的治疗方法。然后持续半年到一年左右仍没有怀孕的迹象，就应该进行体外受精等高级别的治疗方式。

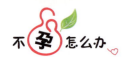
建议接受的不孕检查

我们再来确认一下如果被诊断为不明原因引起的不孕不育症，需要接受的检查项目。

女性

☐1~2个月的基础体温表
☐超声波检测
☐输卵管造影检查
☐通水或通气检查
☐子宫镜检查
☐子宫颈管黏液检查
☐性生活后的宫颈黏液检查
☐抗精子抗体检查
☐衣原体抗原检查/抗衣原体抗体检查
☐血液或激素检查

男性

☐精液检查

小贴士

如果被诊断为原因不明性不孕症

原因不明性不孕症的原因大多在于输卵管。输卵管异常很难被发现，因为检查输卵管异常的子宫输卵管造影检查并不是观察输卵管本身，而是通过观察造影剂流过后拍摄的片子做出诊断，所以一些细微的异常还是很难发现的。被诊断为原因不明性不孕症的患者，应该再次接受子宫输卵管造影检查等，从而重新对输卵管进行检查。

通过接受体外受精来判断发病原因

对于不明原因引起的不孕不育来说，其实质上的原因可以推断为以下几种：①精子和卵子难以结合的受精障碍；②由于高龄所引起的卵子质量低下；③输卵管伞端无法拾取卵子的输卵管伞端拾卵障碍。

①中造成不孕的原因只能通过让精子和卵子在体外受精的这个过程才能查明，一般的不孕治疗无法弄清原因。②也是在体外受精的过程中被发现的。由于③造成不孕的原因通过普通的检查难以发现，即使继续进行一般的不孕治疗也很难怀孕，所以体外受精才是最有效的治疗方法。

像这样，有时在体外受精的过程中才能确定不孕的原因，并且结果证明体外受精是帮助怀孕的捷径。对于患有原因不明性不孕症的人来说，体外受精在检查和治疗两方面都十分有效。特别是女性年龄较大的情况下，还是应该尽早进行体外受精。

人工授精

人工授精（AIH，即配偶间人工授精）是为了使精子和卵子能够真正相遇，通过人工手段将精子运送到子宫。之后的过程与自然妊娠相同。它是对身体比较温和的一种治疗方法。

提取精子注入子宫深处

所谓人工授精，是指提前采集精液注入女性体内的治疗方法。正常性生活时精液被射入阴道内，精子经过子宫前进到卵子所在的输卵管，而人工授精则是利用专用的注射器将精子送往子宫深处。因此，精子和卵子相遇的几率比普通的疗法要高。

或许有人会对"人工"这个词产生抵触，但其实并非借助"他人之手"介入到受精过程中，所以怀孕本身是一个自然成立的过程，对人体来说是一个负担相对较少的治疗方法。

人工授精最重要的是要在排卵日前后进行。因此应在通过超声波检测、尿激素检查推算出排卵日的基础上实施这项治疗（**详见第 82 页**）。

为了提高妊娠率，只选取健康的精子

治疗当天男性在医院通过自慰的方式采集精液。如果 2 小时之内能够送到医院也可以在家里采集。但是，因为在医院采集能够使用新鲜的精液，精子的状态也能得到更好的判断，所以还是希望能在医院进行采集。

采集到的精液可以直接使用，或者用离心分离器将精液先洗净、浓缩后再使用，后者叫做洗净－浓缩人工授精。由于选择了健康的精子注入女性体内，所以妊娠率也更高。现在这种方法是主流的治疗方式。

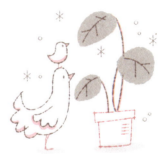

精子通过专用的注射器被注入子宫内，基本上不会感到疼痛，治疗后马上就可以回家。另外，为了防止感染，有时需要医院给开一些抗生素。

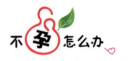

人工授精的流程

1 预测排卵日

通过超声波检测、尿激素检查和颈管黏液检查等，推算出正确的排卵日（**详见第82页**）

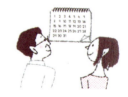

2 提取精液

在医院或是家中通过自慰获取精液

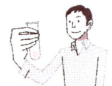

3 洗净-浓缩精液

将精液放入培养液中，用离心分离器洗净-浓缩。有时这个过程也可以省略。

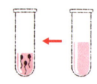

4 注入精子

在排卵日前后用专用的注射器将精子注入子宫深处

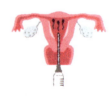

5 回家

处理后马上就可以回家。回去时为了防止感染，有时需要医院给开一些抗生素

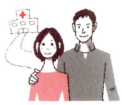

小贴士

为了提高妊娠率

为了提高受精的准确率，输卵管中有大量精子是非常有利的。在注入精子的人工授精当天和第二天进行性生活送入大量精子的话，妊娠的可能性会更高。

人工授精对于精子和子宫颈管黏液存在问题的情况更为有效

人工授精经常用在精子状态出现问题的情况下。例如，精子数量较少的精子缺乏症和精子运动能力较低的精子无力症，精子无法运动到卵子所在的位置，从而造成的不孕。但是，如果实施将精子直接送到子宫内的人工授精，就可以弥补这些缺陷。

人工授精对于女性颈管黏液不足（**详见第 102 页**）的情况也十分有效。这是因为颈管黏液具有帮助精子通过的作用，如果含量不足，精子就无法进入从而引起不孕。

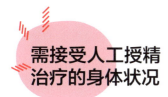
需接受人工授精治疗的身体状况

女性

- 子宫颈管黏液不足（详见第102页）
- 性生活后的宫颈黏液检查的结果不佳（详见第51页）
- 性生活疼痛（详见第99页）

男性

- 精子数量较少的少精症（详见第107页）
- 精子运动能力低下的精子无力症（详见第107页）
- 勃起障碍及射精障碍等性功能障碍（详见第117页）

男女双方

- 不明原因引起的不孕不育症（详见第121页）
- 即使进行了时机疗法也无法怀孕

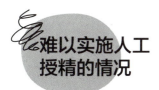
难以实施人工授精的情况

女性

- 输卵管伞端无法拾取排出的卵子
- 输卵管堵塞
- 子宫内存在妨碍受精卵着床的原因

男性

- 精液中没有一定数量的精子

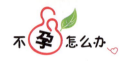

除此之外，对于射精障碍等性功能障碍、原因不明性不孕症以及时机疗法不见效的情况，人工授精也是非常适合的一种治疗方法。

为了提高妊娠率，使用促排卵药物

如果实施了多次人工授精后仍没有结果，那么为了提高妊娠率可以使用促排卵药物。这样不仅可以促进排卵，而且还能培养出优质的卵子。

据说如果使用了促排卵药物，那么其妊娠率可以达到10%。与没有不孕因素的夫妇在合适的时机进行同房时的妊娠率15%～25%相比较，也算不上是很高的数字。

但是，从人工授精成功的案例来看，在最初6次内有90%的人、在第7次之后有10%的人成功地怀孕，因此可以说是一种值得挑战3～6次的治疗方法。当然这与女性的年龄和不孕的原因有关系。

小贴士

人工授精的副作用

虽然人工授精相对来说是对人体比较温和的一种治疗方法，但也不能说一点副作用都没有。根据精液的状态，有时也会伴有副作用。

由于人工授精的受精和着床过程都以与自然妊娠相同的方式进行，所以对人体来说是一种负担较少的治疗方法。但是，根据精液的注入方法的不同，有时小腹也会感到疼痛。

就像123页介绍的那样，人工授精分为将射精得到的精液的一部分原封不动地注入女性体内的直接的人工授精，以及将射精得到的精液在培养液中洗净－浓缩之后只将健康的精子注入女性体内的洗净－浓缩人工授精这两种方式。

使用前一种方法进行人工授精时，由于精液中含有的成分会刺激子宫收缩，所以有时小腹会感到疼痛。此外，精液中有许多混入的细菌，这些细菌会从子宫、输卵管扩散到盆腔引起炎症。这种情况下，几天之内小腹都会持续感到疼痛，需要使用抗生素进行治疗。

相反，洗净－浓缩人工授精的副作用就少很多，但也不能说完全没有，副作用少却还是可能引发同样的症状。目前洗净－浓缩人工授精的方法占主流地位。

供精人工授精（AID）

　　使用丈夫的精液进行的普通人工授精（**详见第 123 页**）称为"夫精人工授精"（AIH）。与此相对，使用丈夫以外的第三者的精液进行的人工授精称为"供精人工授精"（AID），主要用于丈夫因无精子症而导致的精巢和精巢上体一个精子也找不到的情况及患有重大遗传疾病等情况。由于在日本不允许买卖精子，因此有很多年轻的医科大学学生志愿成为精子提供者。应夫妇的希望，也有其父亲及兄弟等近亲为他们提供精子的情况。医生在检查精子提供者是否有传染病及染色体异常等症状之后，根据夫妇的血型选择精子提供者。

　　孩子在出生后，与夫妇之间虽然存在法律意义上的亲子关系，但事实上孩子与父亲之间并无血缘关系。因此，在选择 AID 之前，夫妇二人有必要进行深入的沟通和接受相关的心理咨询，避免因是否能够毫无芥蒂地将出生的孩子看作自己亲生的孩子、是否打算将来告知孩子事实以及告知的时间等成为将来产生纠纷的因素。

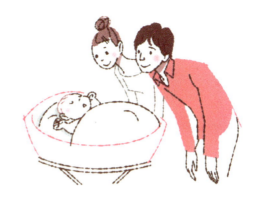

第五章
精密治疗提高试管婴儿成功率

体外受精及显微授精等精密生殖辅助医疗技术的发展，给盼望怀孕生子的人们带来了福音。但是，因为治疗费用较高并且对身体造成的负担较重，因此要在充分了解治疗内容的前提下，夫妇之间进行充分交流后再决定。

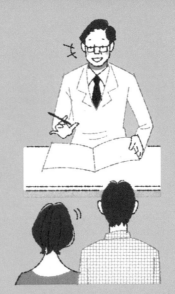

* 治疗方法会根据医院的不同而有所差异。

体外受精和显微授精

体外受精和显微授精是比一般的不孕治疗更先进的精密生殖辅助医疗技术。这是一种将卵子和精子从体内取出，使其受精之后再移植到子宫内的方法。该方法可以帮助那些可能因为各种疾病（如女性输卵管闭塞、积水，男性精子活动率低、畸形率高等）导致的卵子与精子无法在体内自然完成受精、发育成胚胎、寻找着床点的不孕夫妇，将这些过程在体外借助仪器完成后再放回子宫，使胚胎可以继续发育成宝宝。

精密生殖辅助医疗的发展历史

1978 年——世界首例体外受精婴儿诞生（Edwards & Steptoe，英国）

1983 年——日本首例体外受精婴儿诞生（日本）

1984 年——世界首例通过冷冻保存受精卵孕育的婴儿诞生（Trounson，澳大利亚）

1992 年——显微授精法（ICSI）被采用（Palermo，比利时）

1993 年——首例低氧下囊胚培养（野田洋一——盐谷雅英的导师，日本）

1999 年——英医院首例实施二阶段胚胎移植法（野田洋一、盐谷雅英，日本）

1999 年——玻璃化卵子冷冻保存法实施（桑山正成——英医院培养顾问，日本）

2006 年——英医院首例实施 SEET 法（薄膜法）（盐谷雅英，日本）

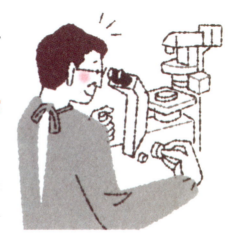

在体外使卵子受精之后，移植到子宫内的方法

在持续使用时机疗法、药物疗法、人工授精等常规性不孕治疗方法无效果时，就应考虑使用精密生殖辅助医疗技

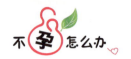

术——体外受精（IVF）和显微授精（ICSI，单精子注射辅助受精）。考虑到体外受精和显微授精只是受精的方法不同**（详见第138页）**，其他方面基本相同，因此在本书中主要以体外受精为例进行介绍。

将卵子和精子从体外取出使其受精，在其发育成 4～8 细胞胚胎时移植到子宫内。自 1978 年首次在英国获得成功以来已取得显著进步，现在日本每年有 2 万多名新生儿是通过体外受精和显微授精出生的，占出生婴儿人数的 2% 以上。

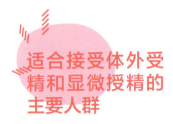

女性
●输卵管两侧完全闭塞、输卵管狭窄、输卵管粘连（详见第89页）
●抗精子抗体（详见第101页）、高龄（37岁以上）

男性
●精液中无精子的无精症（详见第107页）
●严重的少精症（详见第107页）
●严重的精子乏力症（详见第107页）

男女双方
●进行了5～6次人工授精依然未孕
●不明原因引起的不孕不育（详见第121页）
●不孕治疗持续2年以上

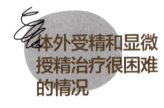

女性
●卵子很少，甚至一个也没有（先天性不排卵或已绝经女性）
●子宫肌瘤较大或子宫腺肌症
●超过46岁的女性

男性
●睾丸和附睾一个精子也没有（无精症）

对输卵管或精子有问题的夫妇特别有效

体外受精是指从卵巢采集卵子，使其受精后送回子宫内。该治疗方法对于两侧输卵管完全闭塞、输卵管粘连等输卵管功能有障碍的人特别有效。因此，严重的输卵管障碍通过普通不孕治疗怀孕无望时，可以考虑体外受精。而且，抗精子抗体、不明原因引起的不孕症及高龄女性也同样适用。

从男性角度来看，以无精子症为代表，体外受精对于严重的精子缺乏症、精子无力症等精子状态不理想的情况也非常有效。不过虽然通过体外受精能够提高怀孕的可能性，但是对于卵子极少、睾丸及附睾完全无精子的情况，很遗憾无法取得期待的效果。

通过体外受精，有时也能查明不孕原因

体外受精可以确认取出的精子和卵子是否在体外已受精。正因如此，一些原因不明的不孕因素可以被发现。例如，精子和卵子难以结合的受精障碍，通过一般的检查很难发现，但是有时可以通过体外受精得以确认。而且，由于输卵管伞端拾卵障碍及卵子质量低下等因素，很多情况下在体外受精的过程中都能够得以查明。

因此，以往在持续进行 2 年常规性治疗之后才会考虑此方法的患者，最近在进行半年到一年的检查后决定体外受精的人群在增加。

使优质卵子和活动率高的精子受精

体外受精成功的关键是使用优质的卵子和精子。为此，使用促排卵药物培育数个卵子，一次性取出多个高质量的卵子（取卵）。另一方面男性采取精子（取精）之后，运用离心分离器，筛选出运动率高的精子。然后，将成熟的卵子和精子混合在培养液中，等待受精（媒精）。通常，媒精后经过十几小时，受精便开始进行，如果能够确认卵子中有 2 个前核（标志着受精卵开始分裂），就可确认受精成功。受精卵初期的状态称为前

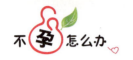

核期胚胎（**详见第 140 页**）。

以此持续培养，受精卵就会以 2 细胞胚、4 细胞胚、8 细胞胚的顺序持续进行细胞分裂。一般，分裂到 4 细胞胚或 8 细胞胚的程度时将其移植到子宫内（胚胎移植），约两周后可确认是否怀孕。

为了避免多胎妊娠，通常进行单胚胎移植

体外受精虽然能够同时培养多个高质量的胚胎，但通常情况下英医院只进行单胚胎移植。然后将剩余的胚胎冷冻保存，再次移植时解冻使用。

限制胚胎移植的数量，是为了降低怀有 2 个以上孩子的多胎妊娠风险（因孕妇身体无法承受而不得不施行减胎术）。而且，在体外受精过程中，虽然有观点认为将数量较多的胚胎移植到子宫内能够提高怀孕几率，但其实并不一定。一般认为培育易怀孕高质量胚胎的数量，尽管因个人差异和治疗方法的不同而有所差异，但每次煤精（受精）过程平均以 2 ~ 3 个为宜。

受精能力弱时，进行显微授精

通常的体外受精，可以自然而然地受精（精子自己游到卵子中完成受精），但如果精子的受精能力弱，难以通过卵子的透明带及细胞膜而受精受阻时，要采用显微镜来帮助受精。显微授精就是如果精子无法进入卵子完成受精，在显微镜下由胚胎培养师（**详见第 133 页**）一边观察显微镜，一边使用注入精子用的专用注射针，将精子直接注入卵子的细胞质中。简单来讲就是如果精子自己无法进入卵子完成受精的话，可以在显微镜下人工采用专业的注射用具，将一个精子注射到卵子中协助其完成受精。

显微授精除了可以治疗此类受精障碍，对精液中找不到精子的无精子症也是有效的，这种情况可以从睾丸和附睾采取精子或后期精子细胞（基本发育完成的精子细胞）（**详见第 110 页**），注入到卵子中。

你想更多了解吗?
体外受精的专业用语

1 冷冻保存

将剩余的胚胎冷冻起来并保存，解冻复苏后移植

培养出多个能够用于移植的高质量胚胎的情况下，可以将没有移植的胚胎冷冻保存。将冷冻保存的胚胎称为冷冻胚胎。

冷冻保存的优点如下：如果首次移植回子宫的受精卵未能成功着床而导致移植失败，第二次可以直接从胚胎移植开始。另外，虽然已将受精卵培养成胚胎，但是如果子宫内膜的环境不理想、不适宜移植或出现不得不延迟移植的情况，就要终止移植首先对母体进行治疗。

而且，冷冻胚胎对于希望生育第二个孩子的情况也是有效的。随着年龄的增长女性的卵巢机能会不断衰退，如果能够移植数年前年轻时保存下的胚胎，可以相应地增加移植的成功率。

再者，可以冷冻精子以备使用，这种情况下多使用显微授精。

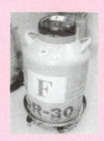

将没有移植到子宫内的胚胎放到装有液态氮的容器中冷冻保存。保存时间是 3 年或者 5 年，但具体的时间期限由医院决定。

2 囊胚移植

将受精卵培养至"囊胚"再移植回子宫

一般情况下体外受精或者显微授精是将 4 细胞或 8 细胞的初期胚胎移植回子宫。如果这种情况下移植未能成功，再将受精卵进行 3 ~ 4 天的培养，培养至囊胚状态后再移植回子宫，被称为"囊胚移植"。自然妊娠就是受精卵在输卵管发育至囊胚阶段，与初期胚移植相比，囊胚移植的成功率要高一些。

以前，移植初期胚被认为可以确保高成功率，因此，当时初期胚移植是主流。随着现代培养技术的发展，囊胚移植也已成为最重要的移植方法之一。

3 胚胎培养师

在精密治疗中对卵子和精子进行培养的专家们

在体外受精和显微授精中进行全程操作的专家们被称为胚胎培养师。他们对取出的精子和卵子进行培养；在进行显微授精时将精子注入卵子内。

在精密治疗方面卓有成效的医院都会拥有数十名的胚胎培养师，这可以为患者选择医院提供一个标准。

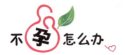

体外受精和显微授精的流程

体外受精和显微授精是如何进行的呢？下面让我们按照相应次序来了解一下具体的操作流程吧。

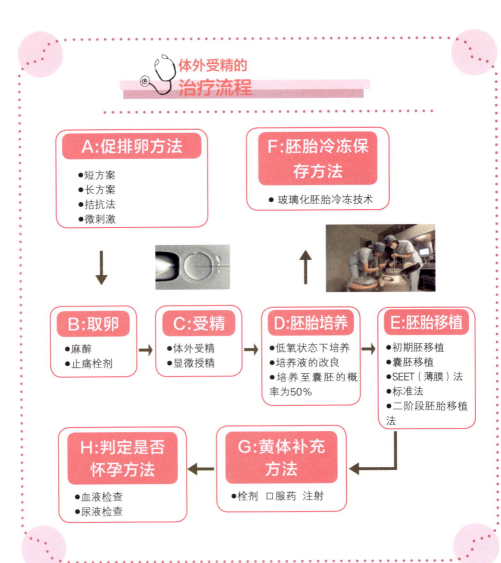

体外受精的治疗流程

A:促排卵方法
- 短方案
- 长方案
- 拮抗法
- 微刺激

F:胚胎冷冻保存方法
- 玻璃化胚胎冷冻技术

B:取卵
- 麻醉
- 止痛栓剂

C:受精
- 体外受精
- 显微授精

D:胚胎培养
- 低氧状态下培养
- 培养液的改良
- 培养至囊胚的概率为50%

E:胚胎移植
- 初期胚移植
- 囊胚移植
- SEET（薄膜）法
- 标准法
- 二阶段胚胎移植法

H:判定是否怀孕方法
- 血液检查
- 尿液检查

G:黄体补充方法
- 栓剂 口服药 注射

1 聆听专家详细的讲解

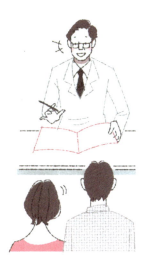

如果决定进行体外受精和显微授精的话，要于使用促排卵药物前一个多月的时间前往医院接受诊察，向生殖医疗的专业医生进行详细的咨询。目的是为详细了解治疗方法和定位以及风险、副作用、时间、费用等，全面了解治疗的优缺点。

此时，如果有任何疑问都要向医师询问，而且如实地向医师表达自己的希望与想法是非常重要的。最后在确认接受说明的同意书以及治疗委托书上签字。

体外受精治疗前的准备

A 血液检查
- 月经期激素的检查（LH、FSH 等激素六项值）
- AMH 的检查
- 感染性疾病的检查（夫妻两人共同接受检查）

B 宫腔镜检查、输卵管造影检查

C 进行一次胚胎移植的预先演习，也被称做模拟胚胎移植

小贴士

促排卵法的种类

促排卵是体外受精的第一步。以提高妊娠率为目的，注射 hCG 剂和 hMG 剂（促排卵药品）来培养优质的卵子。促排卵的方法最初是为了抑制自然排卵，根据 GnRH 剂（抑制排卵药品）的服药时间来分类，具有代表性的有如下几种方法：①从体外受精的前期就开始用药的长方案法。②从月经开始用药的短方案法。③从月经开始第 7～8 天时用药的拮抗法。此外还有以口服药为主对身体副作用较小的微刺激法以及不使用任何促排卵药物的自然周期法等。选择何种方法是由患者自身的卵巢状况以及年龄来决定的，简单来说就是根据身体情况制定相应的促排卵方案，使用不同的针剂或药物。

各种促排卵法的优缺点

一般方法（长方案，短方案，拮抗法） 平均取卵个数9.2个，平均受精卵个数6.3个。单次怀孕的成功率很高，多余的受精卵冷冻保存，以备后用。

微刺激法 平均取卵2.9个，平均受精卵个数2.0个。使用较少的促排卵剂，减轻身体的负担。

自然法 取卵0～1个，受精卵个数0～1个。不使用促排卵药物，单次怀孕的成功率低。完全自然状态，身体无负担，可以每个月进行排卵。

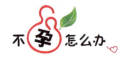

2 进行促排卵

为了提高妊娠率，一次性取出多个优质卵子是很重要的。为此，注射抑制排卵的 GnRH 剂、培育卵子的 hMG 剂及促进卵子成熟的 hCG 剂这3 种激素药剂培育卵子。

取卵前需做的各项准备

*长方案法

1 抑制排卵的GnRH剂（抑制排卵药品）

从基础体温变成高温期的中途到取卵日的两天前，每天服用GnRH 剂（抑制排卵药品），以便抑制自然排卵，增强促排卵药物的功效。

2 注射有助于卵子生长发育的hMG（促排卵药品）

从月经的第 3 天开始，到卵泡直径达到 17 ~ 18 毫米成熟为止，每天注射 hMG 针剂（促排卵药品）来促进卵子的生长和发育。

在医院进行上臂注射，如果前往医院不便的情况可选择自己在家注射小腹部。

3 注射有助于卵子成熟的hCG（俗称打夜针）

注射 hMG（促排卵药品）10 天后，通过超声波来测量卵泡的大小。而且，如果确认卵泡达到 17 ~ 18 毫米，要通过注射 hCG（打夜针）来促进卵子的成熟。

在促排卵药物的作用下，可发现两个发育的卵子。

4 取卵

在注射 hCG（打夜针）36 小时后，从卵巢取卵。使用的取卵针在保证顺利取卵的同时，还应选择比较细的针头，以减少对卵巢的损害（详见第 137 页）。

3 取卵、取精

在促排卵药物的作用下，女性卵子充分发育成熟后，从卵巢部位取卵，放入培养皿中并保存至培养室。另一方面，在女性取卵结束后，选择恰当的时机采取男性的精液，这个过程也就是取精。取卵、取精均无需住院，当日即可回家。

取卵：从阴道放入针，一边用 4D 全方位超声波监视器观察，一边取出卵子。由于卵子是被包裹在细胞液中，所以不用担心会伤到卵子。不同体质的女性之间会存在差异，大致平均每人可取到 7 个卵。将采集到的卵子去掉卵泡液，放到培养室中。由于采集卵子实施局部麻醉等，因此不必担心会伴有强烈的疼痛感。

取卵　使用麻醉或者止痛药，可减少患者疼痛。在超声波的引导下经阴道穿刺进入卵巢取出卵子。

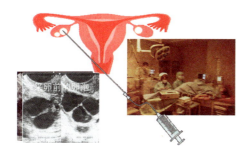

取精

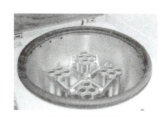

【离心分离器】

将采取的精液在常温下放置 30 分钟使其液化，用显微镜检查浓度和活力。然后，放入培养液中，利用离心分离器筛选优质及活动能力强的精子。

从卵泡取出卵子

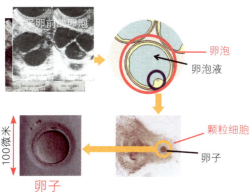

卵泡
卵泡液
颗粒细胞
卵子
100微米
卵子

4 受精

采取精液后，胚胎培养师利用离心分离器对取出的男性精液进行筛选，选出运动活力高的精子。把它们放入有卵子的营养液中，这个过程称为媒精（将精子和卵子放在一起，使精子自然地游进卵子完成受精）。放入培养室，等待培养至受精卵。

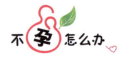

受精的三种方法

 方法1 体外受精

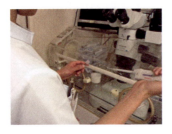

卵子的周围是精子浓度为 10 万个 / 毫升的媒精液。

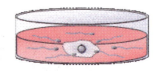

体外受精的精液调整 AIH法

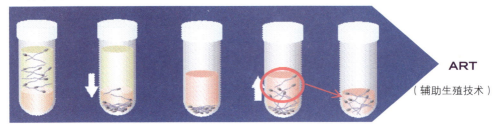

ART

（辅助生殖技术）

对精液进行离心分离，将精子全部沉淀到底部

去掉上部的澄清部分，静止至培养液出现多层

运动的精子会游上来

取出上部含有精子的澄清部分使用

 方法2 显微授精

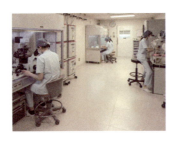

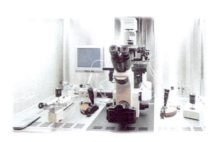

显微授精装置

138

显微授精（ICSI）的图片

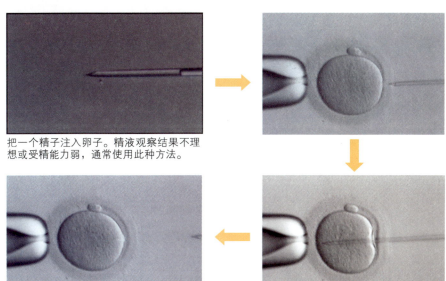

把一个精子注入卵子。精液观察结果不理想或受精能力弱，通常使用此种方法。

 方法 **3** **分割法**

把采集到的卵子，一部分进行体外受精，另一部分进行显微授精。

选择受精方法的决定性因素

精子的状况				
总精子	运动率	运动精子数	SMI值	受精方法
2000万/毫升以上	20%以上	1000万/毫升以上	50以上	体外受精
2000万~1000万/毫升	20%不足	500万~1000万/毫升	50未满	分割法
1000万/毫升不足	—	500万/毫升不足	—	显微授精

 小贴士

受精方法的决定（体外受精还是显微授精）

根据采卵当日精液的状态，有时也会临时紧急改变受精方法。
时间紧急的情况下，有时也会在事后才征求患者的同意。

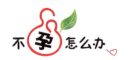

5 胚胎培养

体外受精是直接将精子撒到卵子上，显微授精则是将精子注入到卵子中，十几个小时之后受精开始发生，可以看到有两个前核的前核期胚（证明受精卵开始分裂）。

在这种状态下继续培养，细胞不断地进行裂变，取卵后的第2天受精卵由2细胞的前核期胚发育成4细胞的初期胚。受精后的第3天发育为8细胞胚，第4天发育为桑葚胚，第5天培养至囊胚。（请参照下面的图片）

通常受精卵在发育至4细胞初期胚或者8细胞胚胎之后就可移植至子宫。如果受精卵能够培养至囊胚（**详见第133页**），就可进行囊胚移植。

针对高龄女性卵巢功能衰弱、取得优质卵子的概率不断下降以及女性的卵子不成熟的现象，在进行体外受精或者显微授精时建议使用卵子的前培养技术。卵子的前培养技术是通过使用特殊的胶原蛋白，制作卵子细胞膜，对幼弱的卵子采取特殊培养，为成功受精以及培养至囊胚奠定良好的基础，可大大提高移植的成功率。

受精卵的裂变过程

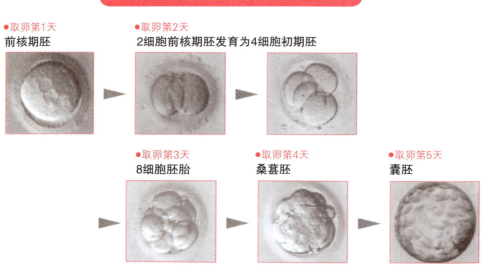

●取卵第1天
前核期胚

●取卵第2天
2细胞前核期胚发育为4细胞初期胚

●取卵第3天
8细胞胚胎

●取卵第4天
桑葚胚

●取卵第5天
囊胚

※4细胞初期胚或者8细胞胚胎移植至子宫
※移植第5天的囊胚（关于囊胚移植详见第133页）

初期胚的等级分类（4细胞的受精卵）

Grade 1	Grade 2	Grade 3	Grade 4	Grade5

- 卵裂球大小均匀
- 没有碎片
- 怀孕率 20%～30%

- 卵裂球大小均匀
- 碎片不超过卵裂球合计体积的10%
- 怀孕率20%～30%

- 卵裂球大小不均匀
- 碎片不超过卵裂球合计体积的10%
- 怀孕率小于10%

- 卵裂球大小不均匀
- 碎片占卵裂球合计体积10%～50%
- 怀孕率小于5%

- 卵裂球大小不均匀
- 碎片超过卵裂球合计体积的一半
- 怀孕率小于5%

囊胚的等级分类

Grade 1	Grade 2	Grade 3	Grade 4

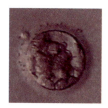 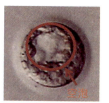 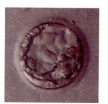 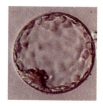

空泡

- 初期囊胚
- 囊胚腔小于胚胎总体积的1/2
- 怀孕率20%～30%

- 初期囊胚
- 囊胚腔大于或等于胚胎总体积的1/2
- 怀孕率30%～40%

- 扩张囊胚
- 囊胚腔逐渐向整个胚胎扩展
- 怀孕率40%～50%

- 扩张囊胚
- 囊胚腔完全充满胚胎，胚胎总体积变大，透明带变薄
- 怀孕率50%～60%

Grade 5

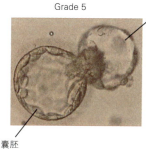

透明带

- 正在孵出的囊胚
- 囊胚的一部分从透明带中溢出
- 怀孕率60%～70%

囊胚

Grade 6

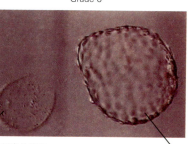

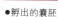

透明带

- 孵出的囊胚
- 囊胚全部从透明带中溢出
- 怀孕率60%～70%

囊胚

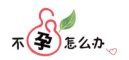

6 胚胎移植

受精卵由 4 细胞的初期胚发育成 8 细胞的胚胎。选择一个高质量的优质受精卵，通过导管（专业移植用的很细的管子）移植到子宫内部。这个过程称为胚胎移植。

几种解决着床障碍的方法

1 SEET法（薄膜法）——日本英医院生殖中心专利

SEET 法（薄膜法）就是先将受精卵在体外培养 5 天至囊胚状态。这时，将含有从受精卵培养至囊胚状态释放的某种物质的培养液转入其他容器并冷冻保存。截至这一步也就做好了移植所需的准备工作。在进行移植的时候，首先将冷冻的培养液移植至子宫。这种含有受精卵提取成分的培养液作用在子宫部位使着床变得容易。在注入培养液 2 ~ 3 天后移植一个囊胚至子宫。由于 SEET 法的原理是首先在子宫中涂抹能提高着床率的培养液，然后再移植囊胚，非常像在子宫内膜上加上一层薄膜，所以也被形象地称为薄膜法。该方法由英医院独创并获得专利。SEET 法（薄膜法）大大提高了受精卵的着床率和移植成功率，特别是对于有过 3 次以上体外受精经历仍未能够成功妊娠的女性而言，值得一试。

2 二阶段胚胎移植法——日本英医院生殖中心首创

此种方法与传统的体外受精的方法一样。首先将一个或者两个 4 细胞的初期胚移植回子宫。移入子宫的初期胚释放出信号使子宫做好着床的准备。将剩余的受精卵在体外继续进行培养至囊胚，等到子宫做好着床准备后再将囊胚移植入子宫。

二阶段胚胎移植法的妊娠成功率是英医院其他移植方法的两倍。此外，该移植方法也为过去多次移植仍未能取得成功的患者提供了妊娠的可能。该方法作为划时代的治疗方法引起了业内人士的瞩目，并引得同行业人士争相效仿与学习借鉴。

3 Embryoglue法（胚胎强力胶法）——日本英医院生殖中心首创

在将胚胎移入子宫时，会对所有患者植入 Embryoglue 培养液，将胚胎包裹起来，粘贴在子宫内膜上，此种培养液对胚胎没有任何不良影响。对胚胎级别低或子宫内膜薄的患者，通过该方法可以十分有效地将受精卵固定在子宫内部最容易着床的地方，尤其对提高 35 岁以上女性受精卵的着床率有着显著的功效。另外还可以大大降低宫外孕发生和妊娠初期流产的概率（采用此方法，宫外孕的概率为 1/800）。

模拟胚胎移植

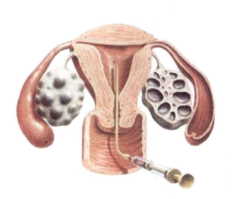

模拟胚胎移植是指，为了胚胎移植能够顺利进行，预先把胚胎移植中使用的导管试着插入子宫腔内，确定移植时使用怎样的导管以及导管插入的深度。

通常情况下都建议大家做模拟胚胎移植，但是，根据人工授精或宫腔镜的检查情况，也有人不需要做。

子宫内胚胎移植

胚胎移植是指把通过体外受精及其他方式得到的胚胎，移植到子宫内的过程。通常情况下患者不会感到疼痛。

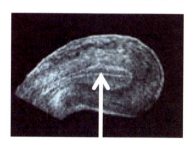

超声波观察的子宫

多胎妊娠引起的问题

- 早产
- 未成熟儿的出生
- 妊娠中毒症
- 剖宫产
- 住院管理

胚胎移植的个数：原则上只能移植1个

一次只能移植一个胚胎的理由

- 防止多胎妊娠（多胎妊娠会给孕妇及腹中的胎儿带来较大的负担）
- 可以提高总体的妊娠率

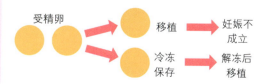

受精卵　　　移植　　妊娠不成立

冷冻保存　　解冻后移植

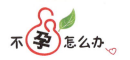

实际治疗案例（5个受精卵）

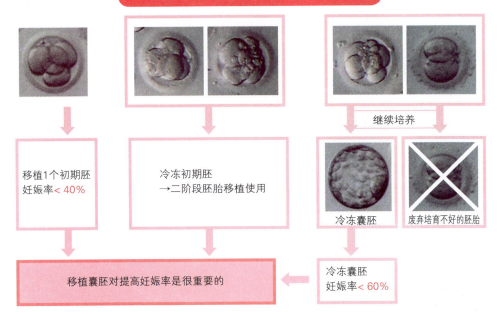

继续培养

移植1个初期胚
妊娠率< 40%

冷冻初期胚
→二阶段胚胎移植使用

冷冻囊胚

废弃培育不好的胚胎

移植囊胚对提高妊娠率是很重要的 ← 冷冻囊胚
妊娠率< 60%

英医院生殖中心的胚胎移植法示意图

第1次移植一个胚胎

移植1个初期胚

　　遵循"用最简单的治疗方法怀孕"的原则，移植培养期短的初期胚

SEET法+移植一个囊胚
*SEET法为英医院生殖中心首创

二阶段胚胎移植法

　　多次移植仍不能怀孕的情况下，可采用二阶段胚胎移植法（选择1个初期胚胎、1个囊胚移植）

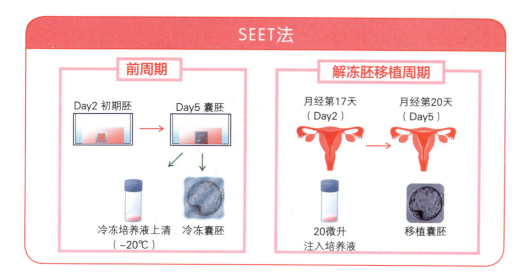

SEET法

前周期

Day2 初期胚　　　　Day5 囊胚

冷冻培养液上清　冷冻囊胚
（−20℃）

解冻胚移植周期

月经第17天　　　　月经第20天
（Day2）　　　　（Day5）

20微升　　　　　移植囊胚
注入培养液

7 关于受精卵的冷冻保存

冷冻保存受精卵的目的

1 多余的受精卵冷冻保存

在实际治疗中，多个受精卵成功发育的情况很多。因为原则上一次只移植一个胚胎，所以把多余的受精卵冷冻保存在含有液体氮的容器中，用于将来的治疗。

2 卵巢过度刺激综合征（OHSS）的发生

诱发排卵的过程中，因促排卵药物的使用造成卵巢肿大，一旦怀孕卵巢肿大会更加严重，加重 OHSS 症状。这种情况下，先把全部的受精卵冷冻保存，待卵巢的肿大治愈后，再进行移植。这个过程也叫做全胚冷冻。

3 提高妊娠率的冷冻

激素低或子宫内膜不够厚的情况下，先把受精卵冷冻保存，待激素和子宫的状态良好后再进行移植，可以提高妊娠率。

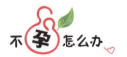

受精卵冷冻保存

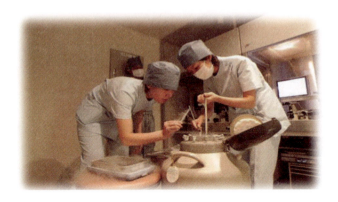

利用玻璃化法在受精卵分裂前冷冻胚胎

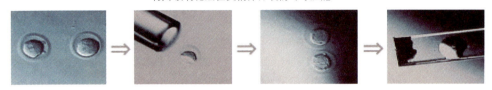

实际治疗案例：全胚冷冻

通过采卵，取得10个以上卵子的情况：

　　获得多个胚胎并提高妊娠率的同时，也可能造成卵巢肿大，加大发生OHSS的危险性。

　　如果在采卵后的周期内移植胚胎，发生OHSS或重症OHSS的危险性增大，同时降低妊娠率。

　　受精卵全部冷冻保存。采卵后第二次的月经开始时，进行受精卵的解冻和移植。这样可以预防重症OHSS的发生并提高妊娠率。

从取卵到移植解冻胚胎的具体流程

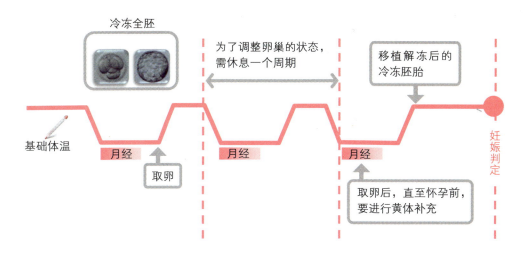

冷冻全胚

为了调整卵巢的状态，需休息一个周期

移植解冻后的冷冻胚胎

基础体温

月经　月经　月经

取卵

妊娠判定

取卵后，直至怀孕前，要进行黄体补充

关于胚胎冷冻的补充说明

· 冷冻胚胎移植对新生儿的影响，与自然受孕或者使用新鲜胚胎的体外受精、显微授精一样，不会增加新生儿畸形率。
· 冷冻的胚胎融解后，胚胎的存活率为99%。
· 有时也会把多个胚胎集中到一起做冷冻处理。

8 判定是否妊娠成功

胚胎移植2周后接受怀孕检查。通常情况下，进行血液检查，如果血液中的hCG含量较高就可以确定怀孕了。这之后会经历和自然怀孕一样的过程。若仍旧未怀孕，关于后续体外受精的相关事宜最好咨询医生后决定。

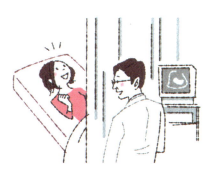

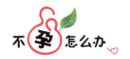
体外受精、显微授精的副作用及风险

体外受精给难以怀孕的人们带来了显著的治疗效果，但同时也伴随着副作用和风险。关于这些不安全因素，在接受治疗之前最好向医生进行全面的了解。

副作用 促排卵药物引发的卵巢过度刺激综合征（OHSS）

在体外受精过程中，使用促排卵药物刺激卵巢（主要是由于促排卵药物中含有大量激素），以便一次性培育大量卵子然后进行取卵。但由于患者的体质不同，存在引发卵巢过度刺激综合征的风险。

卵巢过度刺激综合征是指由于卵巢受到过度刺激而引发的卵巢肿胀、腹腔和胸腔积水等症状。使用克罗米芬等内服药很少会出现上述症状，大部分是由注射药物中的 hMG 和 hCG 引起的。对于罹患卵巢过度刺激综合征的患者，轻度症状者可以静养治疗，症状较重者需要住院治疗。

药效所引起的副作用也会因人而异，因此要利用超声波一边观察卵泡的状态预测副作用，一边防止重症化。

最近，开始采用不使用任何促排卵药物，等待身体自然排卵而进行体外受精的方法——自然周期法。运用该方法短时间成功的几率虽然比较低，但对身体所带来的负担和副作用还是比较小的。

风 险 流产和早产等、妊娠过程中风险增大的多胎妊娠

怀有 2 个或 2 个以上胎儿的现象称为多胎妊娠。移植多个受精卵到子宫内的体外受精很容易引发多胎妊娠的现象。多胎妊娠除了容易诱发流产、早产等症状之外，还容易导致胎儿体重过轻的现象。

现在，为了避免多胎妊娠的风险，通常情况下进行单胚胎移植。这也是日本英医院开发及大力推广 SEET 法的原因之一（详见第 132 页）。

其他风险：

在体外受精过程中，受精卵在被移植回子宫内膜的过程中由于受到输卵管的压迫，在输卵管部位着床的可能性也是存在的。因此，与自然妊娠相比，引发宫外孕以及妊娠终止的可能性增大。近年来，由于英医院生殖中心对患者实行 Embryoglue 法，使宫外孕率降低到了 1/800。另外，发生流产和死产及变成胎盘的绒毛异常增殖的葡萄胎的几率，和自然怀孕相比没有太大差别。

其他精密治疗

随着不孕不育治疗领域医疗技术的不断发展，妊娠成功率也在不断提高。下面向大家介绍 GIFT 法、ZIFT 法以及辅助孵化疗法。

GIFT法（将精子、卵子注射入输卵管）

GIFT 法是将采集的卵子和精子移入输卵管壶腹部。该方法和自然妊娠一样都是在输卵管中受精，因此可以说是更加贴近自然妊娠的方法。在体外受精过程中，将 4 细胞初期胚或者 8 细胞胚胎移入子宫，但对于受精卵来说输卵管是非常易于"居住"的地方。与体外受精相比，该方法的妊娠率更高，流产率也相应降低。

对于有过多次体外受精的经历仍未妊娠成功的患者来说，该方法是非常适宜的治疗方法。由于受精卵要通过输卵管移动至子宫，因此输卵管无任何异常是实施 GIFT 法的先决条件。

将卵子和精子移植入输卵管壶腹部时，在肚子上开一个小孔，将导管插入输卵管部位。但因为是腹腔镜手术，所以不能像体外受精那样反复进行。

此外，该方法是在精子和卵子受精之前进行移植的，因此无法像体外受精那样能够确认精子和卵子是否已成功受精。

不过由于使用该方法需要进行腹腔镜检查，因此可以诊断是否患有轻度子宫内膜炎以及输卵管周围的粘连、输卵管壶腹部是否有异常等。而这些优点是一般性检查所做不到的。

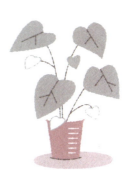

ZIFT法（将受精卵移入输卵管）

与将受精前的卵子和精子移入输卵管的 GIFT 法不同，ZIFT 法与体外受精相似，是将在体外已经受精的受精卵移入体内。但是，移植的部位不是子宫内膜而

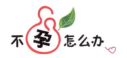
是输卵管。

由于在移植之前就可确认精子和卵子已经受精，而且移植的部位为输卵管，与体外受精相比而言，成功率更高，流产率也大大降低。但是，由于要进行腹腔镜手术，因此也不可多次反复进行。此外，输卵管无任何异常是进行该项治疗的先决条件。

辅助孵化疗法

在体外受精－胚胎移植（IVF–ET）过程中，胚胎移植率较低一直阻碍着辅助生育技术的发展，囊胚扩张后透明带不能破裂导致胚胎孵出困难是胚胎移植失败的原因之一。体外培养和胚胎冷冻过程可能会导致透明带硬化，从而影响囊胚的孵出和移植。辅助孵化是将胚胎透明带进行处理，帮助胚胎从透明带中孵出的技术。辅助孵化能有效提高高龄妇女和 IVF 失败妇女 IVF–ET 的成功率。

简单来讲，其原理如同孵出的小鸡如果无法自己将外壳打碎就有可能导致死亡，如果人为地用外力帮助小鸡将蛋壳打碎，小鸡就可以避免死亡。

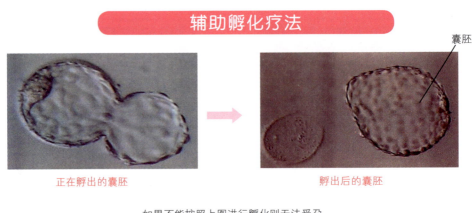

辅助孵化疗法

囊胚

正在孵出的囊胚　　　　　　　　　孵出后的囊胚

如果不能按照上图进行孵化则无法受孕
↓
有的囊胚不能自行进行孵化
↓
辅助孵化疗法

辅助孵化疗法——激光法

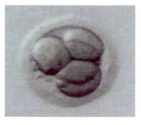

激光法
（使透明带变薄）

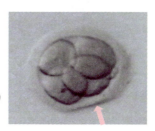

受精后第2天的胚

实施激光法的胚

体外受精、GIFT法、ZIFT法的不同

体外受精（IVF）

在培养室中将采取的精子和卵子进行受精，在受精卵发育至4细胞初期胚或者8细胞胚胎时移入子宫，通常情况下进行单胚胎移植。（将精子与卵子拿出体外进行培养，培养成胚胎再放回子宫着床，彻底将受精卵发育成胚胎的工作在体外进行）

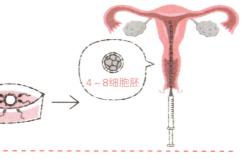

4～8细胞胚

GIFT法

将采取的精子和卵子移入两侧输卵管壶腹部，每侧分别移入1～2个。在输卵管内受精。（人工完成了输卵管伞端捕获卵子的过程，但还是需要卵子与精子自然受精发育成胚胎）

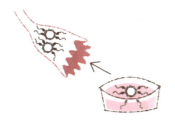

ZIFT法

将采取的精子和卵子在培养室进行受精，将受精后的前核期胚分别移入左右两侧的输卵管壶腹部，通常移植多个。（人工完成了卵子与精子的受精过程，但是还是需要受精卵自然发育成胚胎并自然移动回子宫着床）

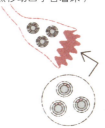

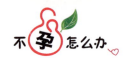

关于精密治疗的疑问

解答患者对于体外受精、显微授精及冷冻胚胎的疑问与不安。

 体外受精和显微授精是不同于自然妊娠的疗法，身体会有排斥反应吧？

 这是一种增加患者妊娠可能性的有效的治疗方法。

婴儿的诞生包含着孕育生命的无尽神秘感，精密治疗是借助外在的人力作用而完成这个过程的一种医疗手段，因此很多人会觉得这种治疗方式不自然。但是，对于通过常规性治疗方法难以孕育宝宝的患者来说，体外受精和显微授精成为一种增加妊娠可能性的行之有效的治疗方法。

很多人也会担心通过精密治疗将来会不会给宝宝留下残疾。对于残疾的发生概率，体外受精和自然妊娠是一样的，体外受精不会成为直接导致胎儿残疾的原因。一旦有任何担心和疑虑，要毫不讳言地与主治医师交流。

 担心体外受精过程中使用的促排卵药物的副作用？

 也有利用自然生长的卵子的方法。

也有不使用促排卵药物，通过卵子的自然生长来进行治疗的方法，该方法被称为自然周期疗法（**详见第 135 页**）。该治疗方法不会造成卵巢过度刺激综合征（**详见第 148 页**）。如有任何疑问的话与主治医生详谈是非常必要的。

通过体外受精成功妊娠的概率是多少？

 根据女性的年龄以及所选择的医院不同，成功率也不同。

医院不同，体外受精的成功率也不相同，普遍在30%～35%。从临床案例来看，妊娠成功率随着女性年龄的增加而降低。一般来说，女性过了38岁以后自然妊娠会变困难，这种情况对于体外受精来说也是一样的，因此应尽早接受治疗。日本英医院生殖中心于2011年被日本最大报刊《读卖新闻》评为日本试管婴儿成功率第一。

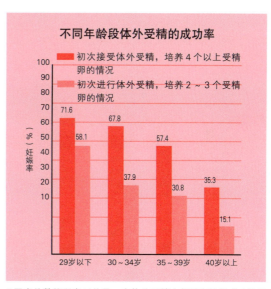

不同年龄段体外受精的成功率

■ 初次接受体外受精，培养4个以上受精卵的情况

■ 初次进行体外受精，培养2～3个受精卵的情况

纵轴：妊娠率（%）

年龄段	71.6	67.8	57.4	35.3
	58.1	37.9	30.8	15.1

29岁以下　30～34岁　35～39岁　40岁以上

* 图表的数值所表示的是，在体外受精中将所有培养成功的受精卵全部移植后的妊娠率，而非进行一次单胚胎移植的成功率。
（日本英医院的调查结果）

 与自然妊娠相比，体外受精更容易流产吧？

 与自然妊娠相比无明显差别。

体外受精被认为流产率较高是因为接受体外受精治疗的多为35岁以上的高龄女性。随着女性年龄的增长，卵子的质量不断下降，由于染色体异常等现象而导致的胎儿流产的现象也增多。在体外受精中也是如此，但体外受精并非导致流产的直接原因。

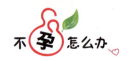
 通过移植冷冻胚胎得到的宝宝会不会有后遗症?

 与自然妊娠相比,先天性畸形的发生率无明显差别。

冷冻胚胎被应用于生殖治疗领域已有 30 年之久,根据临床经验,通过移植冷冻胚胎而出生的宝宝迄今无一例先天性畸形的发生。实际上,通过对体外受精或显微授精或冷冻胚胎所出生的胎儿的跟踪调查发现,先天性畸形的发生与自然妊娠相比无明显差别(根据 2007 年日本英医院的跟踪调查报告得出该结论)。冷冻保存优质受精卵具有很多优点,今后该项技术会更加广泛地应用于治疗领域。

 可尝试接受多少次体外受精的治疗?

 随着治疗次数的增加,成功的可能性也会增大。

既有初次体外受精就成功妊娠的患者,也有通过多次治疗成功妊娠的患者。通过体外受精成功妊娠的不孕不育夫妇,80% 是通过 1 ~ 3 次的治疗而成功的。

虽然不能一言以概之,但挑战 3 次以上的治疗还是很有价值的。通过反复失败和不断积累的经验,可以明确体外受精迟迟不能成功的原因。最终通过 GIFT 法和二阶段胚胎移植法等其他精密治疗而成功的例子也不少见。但是,体外受精所带来的身体负担、精神压力与经济负担是巨大的,明确可接受的极限是非常重要的。

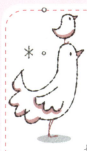

通过治疗没有
取得良好效果时

尽管这是令人悲伤的结局，但为了能够面对这一时刻，也让我们考虑一下其他的途径吧。

稍微考虑一下现实

以体外受精、显微授精及二阶段胚胎移植为代表的精密治疗等医疗技术的进步，大大提高了妊娠的可能性。但是治疗结果取决于开始治疗的年龄，在接受体外受精的 10 对不孕不育夫妇中约有 1 ~ 2 对由于年龄、经济以及引起不孕不育的原因而无法得到理想结果，最终不得不放弃治疗。

一旦决定接受治疗，虽然积极乐观的心态是非常重要的，但同时内心也应该明白"并不是所有的人都能够通过体外受精而成功妊娠"。客观来说，只有充分了解现实才能够做好全面的内心准备。即便面临艰难的妊娠处境时也应该冷静地做出决断，适时地终止治疗。

"如果无法得到上天馈赠的宝贝，夫妻还有什么意思"，很多人会持有这种想法。但是即便没有宝宝，这个世界上还是有很多相亲相爱地彼此相扶走过一生风雨路的夫妻。虽然"想要宝宝"的愿望无法实现是非常痛苦的，但何不把这种磨炼当作生命馈赠的礼物，通过在磨炼中的相伴来增加夫妻间的感情。夫妻二人相互理解，彼此携手走过，积极努力地面对未来的一切吧。

第六章
要想生个好宝宝，先要有好的卵子和精子

　　什么是妊娠体质？为什么要培育妊娠体质？培育妊娠体质有什么方法？这是许多想要生育的朋友们都想问的问题。

　　在这里，大家首先要明确这样一件事情：妊娠前的身体调理构筑了一切问题的基础。妊娠并非仅仅指受孕一事，它是指从怀孕到小生命诞生的这十个月的漫长旅程。这一切过程的第一步便是优质卵子与优质精子的结合，因此塑造一个让精子和卵子易于结合的身体条件就是塑造妊娠体质。

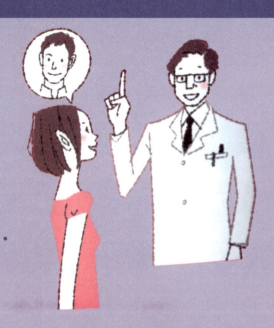

女性年龄增长所带来的卵巢机能的衰弱与卵子质量的下降

在女性的身体中，刚出生时便有卵细胞的存在，这些卵细胞被称为"原始卵泡"。也就是说，如果是女性胎儿，尚在母亲的腹中之时，其一生中的卵细胞数目就已经决定了。女性在出生时约有 100 万个原始卵泡，到青春期有性体征后，就已经降到 40 万个；随着月经周期的排卵，20 岁时，每个月约有 1000 个卵细胞；30 岁时，每个月约有 500 个卵细胞；35 岁时，约有 100 个卵细胞在同时成长，但最终只有一个最优秀的卵子排出，其他的卵细胞的营养也都供给

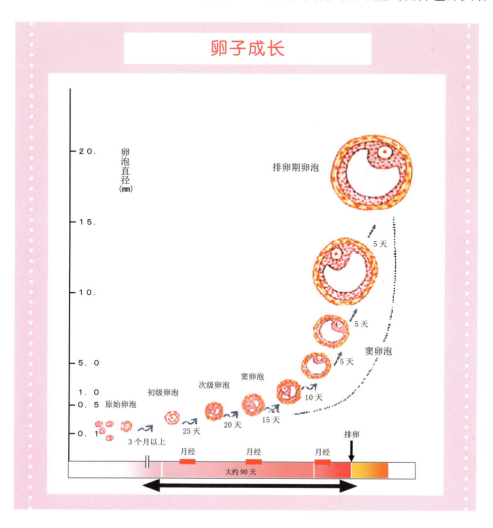

卵子成长

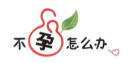
了这一个卵子；女性从 38 岁起，每个月开始成长的卵细胞数就开始急剧下降到十几个，这样随着年龄的增长，排出卵子的质量也降低了很多。到了 50 岁近闭经年龄时，卵巢内的原始卵泡已不足 1 千个。女性一般每个月排出一个卵子，一生中最多可排出卵子 400 ~ 500 个。由于卵子从原始卵泡成长到成熟卵泡，需要大约 90 天的时间，所以养卵子至少需要 3 个月时间，其实当身体排卵时，3 个月后的经期的卵泡已经开始成长了，所以养好卵子不能急于求成。妊娠以及关系到未来宝宝健康的关键便是卵子的质量。卵子的老化以及卵子质量的下降是造成不孕症的重要原因。现在越来越多的媒体以及妇产科专家对卵子老化的问题变得重视。不仅是卵子，随着年龄的增长身体的各项机能都会下降，当然也包括女性的卵巢机能，这是不可避免的。

卵子就如同银行中的存款，只要使用的话就会减少。但也并不是说高龄女性全部的卵子都会老化而不能使用，而只是排出健康卵子的概率降低了而已。一般情况下女性在一年中会排卵 12 次，可以这样说，在二十几岁时或许这 12 次排出的都是健康的卵子，而到了四十几岁排出健康卵子的概率降为 1/3，也就是可能只有 4 次排出的为健康的卵子。因此，在取卵的时候即便不能保证每次取到的都是健康的卵子，但如果多次反复取卵的话最终一定能够取到优质的卵子。

时光虽不能够倒流，但也不要过分忧心忡忡。女性在 45 岁以前绝对拥有怀孕的能力。即便过了 50 岁，如果没有绝经的话，还是存在妊娠的可能性的。但想要怀孕首先要改善卵巢老化及提高卵子质量。那么现在，自己可以做些什么来改善这种状况呢？

作为治疗不孕不育的医疗技术，体外受精和显微授精确实能够给一心期待宝宝的患者带来希望。但是，这种依靠先进医疗设备和激素类药物的方法会给母体带来极大的负担。因此建议女性在为妊娠与分娩积极准备的过程中，不要仅仅将目光锁定在现代医疗技术设备上，应同时运用中医疗法与食疗来改善自身的身体条件，塑

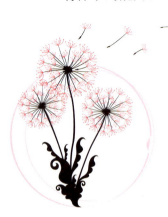

造易孕的身体体质，积极投入到备孕的状态与过程中。从古代开始，中医医学上就有通过食疗、气功和经穴疗法等自己给自己看病的传统，灵活运用这些中华民族的瑰宝，希望每个人都能够达到自己管理自己身体健康的境界。

改善饮食生活

提高生育能力，首先要做的是塑造一个健康的身体。从注意饮食的营养均衡开始吧。

为备孕，改变不科学的饮食习惯

随着现代科技水平的进步和生活水平的提高，我们的生活远离了最传统的本真而渐渐被现代的人造物质所左右。我们抛却最传统绿色的天然食品，每天摄入体内的与其说是食物莫如说是以食品添加剂为中心的化学药品；我们任意挥霍着体内的精力和元气；从早到晚闷坐在空调房，渐渐地变成一个无汗无尿的干燥人。一旦身体出现问题，便开始使用各种补品进行大补，以为补足了营养便可解决一切问题。我们真正懂得身体缺少和需要什么吗？现在身体的透支是要以将来的不健康为代价吗？

现代的职场已不单单是男人的战场，女性也已然成为职场上的半边天。以车代步、长时间坐在电脑前忙碌、便利店盒饭代替了有爱的家庭餐、熬夜加班等一系列都市白领的生活习惯渐渐地剥夺了现代女性的健康。经常不运动导致新陈代谢缓慢，体内囤积了大量的毒素找不到正确的排泄口排出体外。外卖中含有的防腐剂等食品添加剂危害身体健康，诱发肿瘤、癌症等疾病的产生。不规律的日常生活造成内分泌功能紊乱，影响身体机能，加速身体各个器官的衰老。

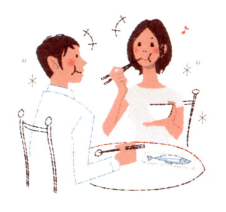

为改善身体状况、为能养育一个健

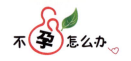

康快乐的宝宝做准备，首先需要合理改善自身的生活习惯。

均衡摄取能够提高生育能力的营养元素

在众多营养元素中，也有提高生育能力不可或缺的东西，如构建身体基础的蛋白质、血液中血红蛋白的原料——铁、有抗氧化作用能使人保持年轻的维生素 E，还有合成雄激素所必需的锌，帮助合成承载遗传信息的核酸的叶酸，保护皮肤和黏膜正常的维生素 A，可以使精神安定的钙……这些都可以为构建生育能力强的身体做贡献。为了均衡地摄取这些营养素，各种各样的食物都应该吃一点儿。

想要一个健康聪明的宝宝，倡导绿色饮食

饮食是塑造健康体魄的基础。不要不吃早饭，一日三餐要有规律，饮食的内容也要注意。老是外出就餐、吃快餐、速食食品都是不值得提倡的。这是一个速食时代！饥肠辘辘时不必再像以前那样只有经过长时间的烹饪后才可享受到美食。在街头巷尾布满了各色美食餐馆，各色小吃；家里面的冰箱也囤积了琳琅满目的食品。在享受速食带来的便利的同时，也要面对这些食品所带来的身体危害。方便食品营养单一，热量较高，而且其中所含的大量的食品添加剂会带给身体严重的危害，持续食用这样的食物的话，即使能够获取卡路里，也会导致必要的营养元素摄入不足。不要自认为健康，其实由于饮食不规律、营养不均衡而引起的贫血和体寒症完全能够引起生育能力低下。所以，蔬菜、肉、鱼、鸡蛋、米饭等，各种各样的食物都要不挑不拣地食用。

花点时间和心思，自己制作美食与家人分享

为保证身体的健康，最好自己购买简单的食材后，自己烹饪，在自家的餐桌上与家人共同享受美食。

传统中医认为，新鲜的食物以及应季的蔬菜水果充满了各种各样的元气，这种元气可为身体提供丰富的营养。尽量食用应季蔬菜与水果，避免反

可以提高妊娠能力的主要营养元素

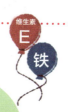

1 蛋白质

构建身体的基础

蛋白质是皮肤、血管、肌肉的主要构成成分。对生成健康的卵子也有很大的作用。

 例 鸡蛋 猪肉 鱼

2 铁 被月经消耗掉的血液的原料

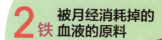

铁是血液中血红蛋白的原料。女性因为月经每个月都要消耗铁，所以比男性更需要铁。

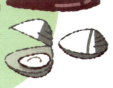 **例** 花蛤 肝脏

3 维生素E

抗衰老的维生素

维生素E有抗氧化作用，可以防止身体衰老，对卵子的抗衰老也有一定作用。还有利于血液循环和激素平衡。

例 红薯 坚果 南瓜

4 锌

有利于男性精子的形成

锌是关乎雄激素合成的矿物质。如果摄入不足，会导致精子的数量减少，精子的活性降低。

 例 牡蛎 扇贝

5 叶酸

降低胎儿先天性疾病的发病率

叶酸是B族维生素之一，是卫生部门向准备怀孕的人推荐的营养素。叶酸帮助合成承载遗传信息的核酸，可以降低胎儿先天性疾病的发病率。

例 动物肝脏 油菜花

6 维生素A

改善子宫环境

维生素A可以维护眼睛、皮肤和黏膜的健康，改善子宫环境。但是，摄入太多会存积在体内，这点要注意。

 例 鳗鱼 菠菜

7 钙

构建骨头和牙齿

钙不仅可以构建骨头，还有安神的作用。可以舒缓压力，使女性更容易受孕。

  例 牛奶 奶酪 酸奶 小鱼

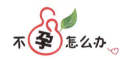

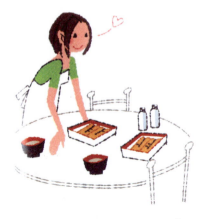

季节蔬果。在中医学上看来，食物和药物一要讲究"气"，二要讲究"味"，食物和药物都是由气味组成的，而它们的气味只有在当令时，即生长成熟符合节气的时候，才能得天地之精气。同时，应季蔬果与身体自身的调节是相关联的。例如，春天的食物具有解毒的功效，能把寒冬里寄存在体内的废物排出体外；夏天的食物会在暑热中保护身体；秋天的食物会在凉气中保护黏膜提高免疫力；冬天的食物则会在寒冷中温暖身体。

同时，食用土地里生长出来的东西，也是非常重要的一项饮食观点，这就是所谓的"身土不二"的中医学观点。中医学认为寒冷的土地生产温暖身体的东西，炎热的土地生产使身体降温的东西，只要能够经常食用自己生活的土地生产出来的应

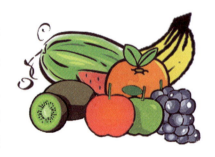

季食品，人体就能够与环境相协调从而维持自身的健康。

当今时代是一个饮食混乱的时代，要保持自身的健康更要为迎接宝宝的到来做好身体的准备，所以我们更应该积极地接受这些传统的养生理念。

改变生活习惯

生活不规律、缺乏运动、压力大等都可能导致生育能力低下。因此，我们要重新审视自己每天的生活方式。

尽可能保持良好的作息规律

快速的生活节奏让古代人推崇的"日出而作，日落而息"的作息规律变得不可能。甚至有人黑白颠倒，成为崇尚夜生活的夜猫子。身体的运转

与时间、季节息息相关，紧密联系。特别是晚上的睡眠时间是激素分泌的旺盛期，如果错过最佳的睡眠时间段，即便选择两倍的睡眠时间，体内荷尔蒙的修复与分泌也是无法弥补回来的。只有选择与自然界相调和的作息规律，才能够源源不断地从自然界中吸取身体必需的能量。所以，为了能尽快将身体塑造成易于怀孕的体质，改掉熬夜的坏习惯，每天23 点之前一定上床睡觉吧。

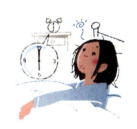

避免体寒，改善血液循环

如果准备受孕，首先应该注意改善血液循环。女性如果骨盆中血液循环不畅，容易影响到卵巢和子宫，造成生育能力低下。男性如果睾丸中血液循环不畅，会对精子的形成造成不良影响。

畏冷对女性来说尤其是大忌。畏冷会造成血流不畅，破坏激素平衡。应避免穿过于暴露的衣服，在裙子下面穿一条打底短裤，尽可能保持腹部温暖。过紧的衣服也会妨碍血液循环，不管是男性还是女性，都应该选择较为宽松的服装。

为了改善血液循环，也应该适当运动。可以选择散步这种日常生活中比较容易进行的有氧运动，重在坚持。

保持标准身材，避免过度肥胖或消瘦

BMI 指数是判定身材是否标准的重要指标。

BMI= 体重（千克）÷ 身高（米）^{2}

标准身材的指数为 BMI 18.5 ~ 25。因此，应尽可能将自身的 BMI 数值保持在标准范围内。

BMI 指数太高或太低，即过胖或过瘦的人，都有可能导致激素分泌异常，后果是月经和排卵异常。例如，太瘦的女性没有适量的体内脂肪，便会导致形成激素的原料——胆固醇不足，因此容易抑制激素分泌。相反，

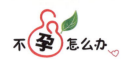

太胖的女性缺乏转运激素的蛋白质（载体），容易造成激素分布不均匀。话虽如此，过度减肥却也非常危险。短时间内体重大幅增加或减少，会导致掌管激素分泌的下丘脑难以发出指令，致使卵巢活动受到影响。若需要减肥，应平稳缓慢地减少体重。

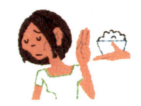

日常生活中应该注意的事情

戒烟

吸烟百害而无一利。吸烟导致男女不孕不育的可能性非常大。

减压去负

精神压力大会影响受孕。尽量保持乐观向上和愉悦的精神状态。

避免穿紧身衣服

过紧的衣服会影响血液循环。不管是男性还是女性都应该穿一些适度而宽松的衣服。

防止身体受凉

下半身，尤其是腹部受凉的话，会影响卵巢和子宫的机能。要注意空调冷气并适当增减衣物。

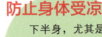

男性的睾丸不宜过热

睾丸温度过高是大忌。要避免使用电热毯、长时间热水淋浴和桑拿。

少量或不饮酒

饮酒宜每周 1～2 次，每次 1 杯。

从事散步等适量运动

进行适量运动，促进血液循环，如上下楼梯、广播体操、散步等。

消除身心压力，期待好运降临

无论女性还是男性，如果积累的压力过大，都会影响到生育能力。尤其是下丘脑，很容易受到压力的影响。如果压力过大，就无法下达产生分泌相关的各种激素的指令。

可能有人认为排卵是在卵巢部位发生的，跟大脑没有什么太大关系，但实质上大脑才是主导"排卵"这一行为的总司令官，位于脑部的下丘脑是主管排卵以及性激素分泌的指挥塔。如果大脑忙于应对处理各种精神压力，就无法很好地调节生殖激素的正常分泌。激素分泌功能紊乱，便会导致女性无法正常排卵，继而无法受孕。

那么如何应对压力呢？

现代社会，人们所面临的压力大致分为精神压力、环境等物理压力以及由人际关系所引发的社会压力等。想要完全摆脱压力带给自身的困扰是不可能的，最重要是学会如何为自身减压。正如一句话所说，"生活，不是等待暴风雨过去，而是学会在风雨中漫舞"，面对压力，不应消极被动地等待它的自我消亡，而应选取正面积极的态度来面对。

我们可以运用以下手段来缓解压力。

缓解压力的方法

听音乐
听一些舒缓的音乐有助于减压。

适量运动
进行瑜伽按摩等活动。

倾诉
与信赖的朋友倾诉衷肠。

保持好心情
经常幻想美好场景。

温浴
每天泡一泡温水浴。

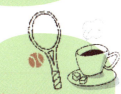

享受生活
拥有生活情趣。

旅行
精心策划一次旅行，抛诸一切烦恼，给心情彻底的放假。
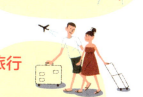

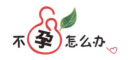

重新审视两人的夫妻生活

太迫切地想要宝宝的话，往往在排卵期会有意识地安排夫妻生活。但是夫妻充分沟通，自然地享受性生活带来的乐趣，更容易提高怀孕的可能性。

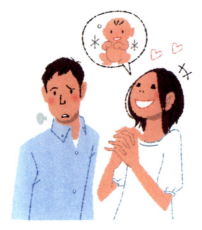

性是夫妻之间重要的交流手段

肌肤相亲，情绪自然高涨的性爱是夫妻之间交流的重要手段。当怀孕造人被当作性爱的唯一目的，那么夫妻之间的性生活不再是彼此交流和享受的过程，而仅仅被当成不得已而为之的义务。

过分注重排卵期的性生活往往很容易给对方造成压力，甚至有可能会引发夫妻矛盾。如果感到双方心意有所背离，就不应该拘泥于排卵期，而是顺其自然，纯粹地享受性爱。即使不拘泥于排卵期，一周进行 1 ~ 2 次性生活的话，自然会和排卵期有所重合，也可以增加受孕的几率。

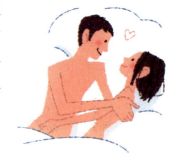

义务性的性生活可能造成不孕

只把性当作义务来进行，女性的身体没有办法湿润，可能会伴随疼痛。这样的状况如果重复出现，即使想做爱，也没有办法进行，会患上性交障碍（详见第 99 页）。男性如果对这种义务产生压力的话，容易患勃起障碍（详见第 119 页）。

夫妻之间最重要的是信赖和爱。作为两人交流的重要手段之一的性，也应该充满爱意地进行。

下功夫渲染氛围，享受性爱

总在同一时间同一地点做爱，很容易使人觉得了无性趣。试着下些功夫来享受性爱本身吧。比如说，改变房间的明暗和气味，氛围也会随之改变。再比如可以出去旅游，或者去附近的宾馆，这些都非常有效。远离日常熟悉的一切，不仅可以转换心情，而且可以放松地享受性爱。

用两个人的默契不动声色地传递排卵期信息

虽说平时享受性爱，怀孕的几率自然会增加，但是对想要宝宝的人来说，在排卵期进行性行为（详见第32页）也是十分重要的。向丈夫传递排卵期信息时，应尽量不要给其造成压力，可以事先商量一个两人之间的暗号。比如说可以做一桌壮阳的菜，一起泡澡、穿性感的衣服……配合丈夫的性格不动声色地传达信息。

渲染性爱氛围的小技巧

去和平时不同的地方

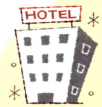

去宾馆做爱，或是沐浴的时候便开始爱抚，总之要带着与平日不同的心情来享受。

用音乐和内衣来调动情趣

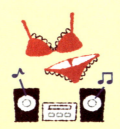

播放有两人共同回忆的音乐，或是穿着稍微性感些的情趣内衣，气氛自然就调动起来了。

改变时间和照明

用蜡烛或床头灯来照明，皮肤看上去会很光滑，可以营造一种与平日不同的气氛。沐浴着朝阳做爱也是值得推荐的。

利用香薰和香水来改变气味

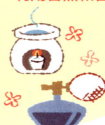

改变房间的气味也是个不错的主意。芳香浴也可以有效放松身心。

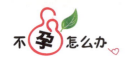

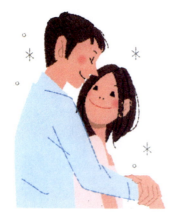

无性夫妻从爱抚开始

每天在一起生活，工作劳累的时候可能会不想做爱。可是，这样的情况持续久了，也有可能不知不觉成了无性夫妻。如果是因为工作太忙，可以试着在同一天请假，或是一起出去旅游。总之，先要争取在一起的时间。

为了要孩子而进行的义务性性生活持续久了，丈夫可能会不配合。这时候，不要责怪他，重要的是要先接受对方不想进行性生活的心情。在此基础上再次向对方传达想要宝宝的心意，好好试着和对方交流沟通；也可以在睡觉的时候牵牵手或者爱抚对方的身体。重复进行爱抚，渐渐地就会调动起想要做爱的情绪。

另外，也有男性因为一些小事而丧失自信，从而造成无性婚姻的情况。这时要经常倾听丈夫的话，多表扬他，鼓励他恢复自信。

通过按摩舒缓身心

作为夫妻间交流的手段之一，相互按摩也是值得推荐的方法。放松身体与心灵，也可以提高生育能力。

另外，如果自己无法改善的话，去向医院的不孕不育顾问请教也不失为一个好方法。

培育易孕体质不仅限于女性，男性也要注意

根据 WHO（世界卫生组织）的调查结果，造成不孕的原因，其中 41% 是完全由于女性造成的，而 24% 是完全由于男性造成的，还有 24% 是由男女双方共同的原因，另有 11% 原因不明。从这组数据可以清楚地看到，有接近一半不孕源于男性。而且，从遗传学的角度来讲，要想让自己的宝宝健康，父亲没有健康的精子是做不到的。其实，当精子与卵子结合而成

为受精卵时，进入卵子的精子不仅带有父亲的 DNA，还有精子的线粒体。其线粒体在卵子内不光是被分解，还会作为卵子的能量被吸收，所以男性有健康的精子是非常重要的。

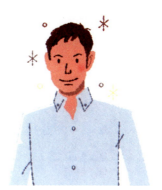

为了拥有健康的精子，男性首先应该重审自己的生活习惯，看看有没有睡眠不足、暴饮暴食等不良习惯。在生活上除了如上所述注意饮食及保持良好的作息规律外，还应特别注意其他一些事项：不要穿紧身裤；不抽烟，少喝酒；不泡热水澡，不洗桑拿；不要将电脑等电子产品置于腿上；长期坐着工作的人，隔一小时就要起身活动一次。在饮食上更是要少吃含有食品添加剂的食品，多摄取一些芋头等含有黏液的食品，多吃沙丁鱼、金枪鱼、黑豆等含锌的食物。对于男性而言，激素与精子的生成有很深的关联。如果锌摄取不足，精子数量就会减少，生育能力也便随之减弱。

研究表明，现代男性的精子密度下降非常严重，而且活动能力也较以前降低。其主要原因在于精神压力大，影响了精子的数量和质量。提高生育能力必须提高男性的性欲和睾丸的机能。因此，改善血液循环对男性也十分重要。睾丸内血流不畅的话，对精子的数量和质量都有影响。中药松康泉因为有良好的抗氧化功能，可以有效防止血栓形成，增强血液循环，因此可以提高睾丸机能，改善精子质量，对不能完全勃起也有一定作用。

过去有观点认为，为了使精子的浓度增加，人工授精采精前的性生活次数要减少，甚至要禁欲 5 ～ 7 天。最近的调查显示，精子的长期储存会增加 DNA 的损伤率，3 天之后精子就已经开始变弱或死亡。精液检查中不仅要检查精子的数量，而且在精子活动的检查项中有一项是关于精子直进率的检查，也就是精子向卵子前进的能力。为了保持精子的活力，一定要让新鲜的直进率高的精子进入女性身体，在此，提醒想要孩子的夫妇朋友，2 ～ 3 天同房一次为宜。

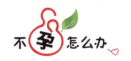

中医传统治疗手段有效促进血液循环，培育易孕体质

运用传统中医学原理，通过适当的物理理疗，并辅以传统中药进行调理，是一种获得优质精子和卵子、简便易行的培育易孕体质的方法。

克服不孕的大敌——虚寒症

保持气血通畅是女性孕育的关键。患有不孕症的女性大都有身体寒冷的症状，这是由于身体寒冷使血流循环受到破坏，导致气血不畅。血液中含有构成人体能量的营养元素以及各种酶，并含有调节人体内分泌的激素。如果这些物质在体内无法运行通畅，则会导致卵巢和黄体机能的下降。所以，对于女性来说保持身体血流畅通是极其重要的。

导致虚寒症的主要原因

●暴饮暴食引发的虚寒症

过度饮食易造成血液在肠胃部位的集中，而无法流动至其他的身体部位，结果导致血液流动缓慢，进而引发身体机能的衰弱，最终导致内脏等器官的虚寒症。

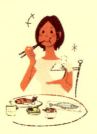

●精神紧张引发的虚寒症

长时间的精神紧张容易引发交感神经的过度刺激，从而导致血管收缩，进而阻碍血液流动。这也是引发虚寒症的原因之一。

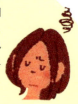

●生活习惯导致的虚寒症

常年在冷暖空调的环境下生活，会使得人体的体温调节功能逐步衰退。现代人类在享受舒适的生存环境所带来的便利的同时也相应地要为其所带来的危害买单。

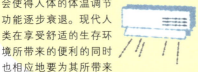

●衰老引发的虚寒症

体温是人类健康状况的晴雨表。随着年龄的不断增长，自身的体温也会出现逐步下降的趋势。老年人较青年人更容易感觉寒冷就是这个原因。

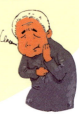

虚寒症具体表现为"手脚冰凉"和"低体温"两种症状

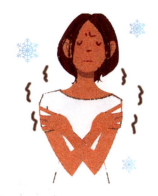

手脚冰凉是指体表的一部分出现虚寒症状，这种现象自己可以明显地感知到。但低体温的症状是指身体内部整体处于虚寒状态，这种现象自己很难察觉到。有很多人认为自己是"怕热"的人，但是有这种现象的患者多半是由于本应在下半身的热量却传递到了上半身所导致的。患有体寒症状的人即便手脚烤着火仍会感觉腹内冰凉，并且脸和鼻头呈现通红、嘴唇发紫、牙龈呈现暗红、手掌鲜红等症状。

低体温所引发的各种不良症状并不能够明显地表现出来。为了培育易怀孕的身体体质，女性必须要关注自身的身体健康。这是因为体寒不仅仅会引发不孕症，同时还会诱发多种疾病，甚至可以说"虚寒是一切疾病的源头"。体温每降低1℃，体内的新陈代谢就大约下降12%，免疫力也会随之下降30%。

一般来讲，健康状态下人的正常体温为36.5℃。体温一旦下降为36.0℃，就会引发精神紧张和易于疲劳等不良症状；体温若降至35.5℃，就会引发排泄功能障碍等肾功能低下症状以及过敏等症状；体温降为35.0℃则为癌细胞的滋生及活跃提供适宜的环境。由此，不难发现，随着虚寒症的逐步加剧，罹患糖尿病、过敏症、抑郁症、不孕症甚至癌症等疾病的风险都会随之增加。

消除虚寒症状，平衡激素分泌的温灸疗法

温灸疗法就是通过对人体经络上的穴位或者患病部位进行温灸，以达到气血平衡，促进正常的人体活动。通过温灸可促进子宫周围的血流循环，增加子宫的柔软度，为受精卵的着床和胎儿的成长发育提供一个温暖舒适的环境；舒缓神经，缓解精神压力，提高睡眠质量，平衡激素的分泌，重

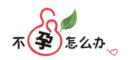

燃女性妊娠的希望。自己一人即可进行操作，简便易行，居家或者上班都可进行温灸。

消除或减缓随着年龄增长而带来的子宫僵硬

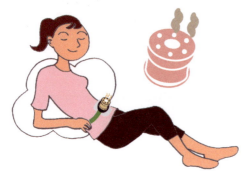

胎儿都喜欢柔软的环境，良好的血液循环是女性提高妊娠能力的基础。随着年龄的增长，女性的子宫会失去原有的柔软度而不断变得僵硬。这种改变会阻碍受精卵的着床和胎儿的成长发育。通过温灸的辅助理疗能够由外而内地深入改善子宫及其周围的环

温灸的作用

1 改善血液循环调整激素平衡

温灸可改善卵巢功能血液循环，由此可以自然调整激素平衡。

2 更易产出高质量的卵子

卵巢功能低下时，很难产出好的卵子，也就很难怀孕。温灸可激活卵巢功能，产出高质量的卵子。

3 使受精卵更易着床

温灸改善全身的血液循环后，子宫部位的血流也会变好，子宫内膜会随之得到改善，这样可使受精卵更易着床。

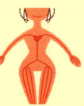

4 增加精子数提高精子活性

精子数量少、活性低是因为精巢（睾丸）的功能低下，温灸可改善这样的症状。

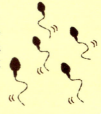

境。下面就让我们认识几个对妊娠有帮助的穴位。

对于积极备孕的女性而言，温灸妊娠三穴是特别有帮助的。妊娠三穴即神阙、关元和气冲三个穴位。神阙穴在肚脐位置，关元穴在肚脐下方5厘米处，气冲穴位于两侧腹股沟。用邵氏温灸器进行温灸时，通过与温灸器配套使用的绷带或者手柄自己一人即可进行操作，简便易行。不管是居家女性或者是办公室女性，在做饭或者上班的过程中都可运用缚带将温灸器固定在需温灸的相关穴位，温灸的过程中可坐、可卧，也可随意走动，在放松舒适的环境中即可完成对身体的理疗。

通过温灸器对妊娠三穴及子宫周围的穴位进行温灸，能够促进子宫周围的血流状况，改善血液循环，消除随着年龄增长而带来的子宫硬度，增加子宫的柔软度，为受精卵的着床和胎儿的成长发育提供一个适宜且温暖舒适的环境。

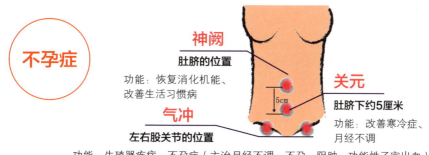

不孕症

神阙
肚脐的位置
功能：恢复消化机能、改善生活习惯病

关元
肚脐下约5厘米
功能：改善寒冷症、月经不调

气冲
左右股关节的位置

功能：生殖器疾病、不孕症（主治月经不调，不孕，阴肿，功能性子宫出血）

温灸改善虚寒症

虚寒症是女性受孕的大敌。通过温灸大椎穴（头部向前倾时脖颈处突出的骨头）能够促进全身能量的流通，使全身的热量向上涌动，使整个身心达到放松的状态，促进周身的血液循环。三阴交部位是女性各种症状的病灶之所在，温灸三阴交能够消除女性手脚冰凉和生理不调等各种症状。

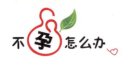

位于足背侧第一、二趾跖骨连接部位中的太冲穴，是人体足厥阴肝经上的重要穴道之一，温灸此穴位能够强化肝功，改善全身气血的流通。

虚寒症

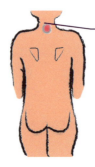

大椎

头部向前倾时脖颈处突出的骨头

功能：对改善流感、咳嗽、五十肩、月经疼痛及不孕有很好的效果

三阴交

脚踝内侧上约5厘米处

功能：能消除女性手脚冰凉和月经不调等症状，是改善女性虚寒症最重要的穴位

太冲

位于足背侧第一、二趾骨连接部位

功能：人体足厥阴肝经上的重要穴位，温灸此穴位能够强化肝功、改善全身气血流通

温灸改善失眠、头痛

耳朵，在中医学里被称为"宗脉汇集"（《黄帝台经灵枢》），其意为"在耳朵之中汇聚了来自各处的气"。耳朵是距垂体最近的部位，集中了人体全部的经穴，且布满了全身的毛细血管。人体的各个器官都可以在耳朵上找到相对应的位置，尤其主肾，也就是人的生殖系统。耳朵的形状与胎儿在子宫里的形状相似，聚集了丰富的穴位。加温耳部，是与通过加温子宫来形成易于怀孕的体质紧密相连的。耳部的僵硬状态，意味着身心处于紧张状态。温暖耳部就能解除紧张状态、

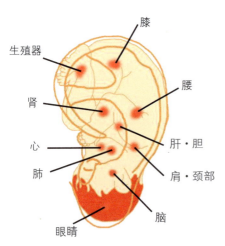

膝
生殖器
肾
心
肺
眼睛
腰
肝・胆
肩・颈部
脑

改善体内环境。

　　头顶的百会穴是耳朵与耳朵相连接的交叉点。温灸耳朵和百会穴能够消除精神疲劳，缓解不安情绪，消除头痛，保证高质量的睡眠，使身体形成一个良性循环。

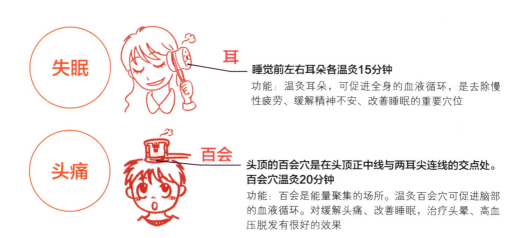

睡觉前左右耳朵各温灸15分钟
功能：温灸耳朵，可促进全身的血液循环，是去除慢性疲劳、缓解精神不安、改善睡眠的重要穴位

头顶的百会穴是在头顶正中线与两耳尖连线的交点处。百会穴温灸20分钟
功能：百会是能量聚集的场所。温灸百会穴可促进脑部的血液循环。对缓解头痛、改善睡眠，治疗头晕、高血压脱发有很好的效果

　　除此之外位于颈部喉头两侧能够感觉到脉搏跳动的人迎穴，由于其处于甲状腺边缘之上，有丰富的交感神经，日本的研究专家已经证实，用激

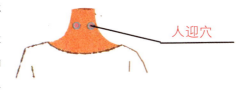

光针刺激此穴，可以促进卵子的生长。实验证明，对这个穴位温灸，可以刺激脑神经，使人体充分放松，比使用激光针效果更好。

温灸时间和方式

　　温灸在早上和晚上进行最为合适。但是，如果没有时间，将温灸器用缚带固定在身体上，边工作或做家务也是可以的。

　　目前日本市场上多使用一种经日本政府厚生省认定的新型邵氏温灸器，该温灸器最大的特点是简便易用，实用环保、安全无毒。

　　配合该温灸器由数种中药成分，独家配方生产的温灸剂，更是令其功

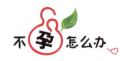

效卓尔不群。其所含的松节、肉桂及其他有效成分具有超强的渗透力，能直达腹部深处，同时把传统艾叶进行炭化，消除了艾蒿的烟雾气，因此长期使用也不会留下难闻的气味。还有，该温灸器最大的特点是运用独特技术可以将温灸的温度保持在 $50 \pm 5℃$，因为太高的温度不但人的皮肤受不了，卵子和受精卵也无法忍受。所以即使直接接触皮肤也不用担心烫伤，更不会留下温灸器的印痕，即使是一个人也可以自由自在的使用，是一种使用相当简单方便的温灸器。

为什么不可用暖宝来代替温灸？

或许会产生这种疑问："如果是为了温暖身体的话，那使用暖宝不就可以了吗？"暖宝和温灸的加温方法是不一样的。温灸可以将温灸剂所释放的热量渗透到身体的深处，而且这种温暖不仅仅局限于温灸的特定部位，温灸所散发出来的热量可扩散至全身；而暖宝所散发出来的热仅仅局限于加温皮肤的表面，而且热量传递的范围具有很大的局限性。因此，为塑造易孕体质，通过温灸来温暖身体的内部，从根本上改善虚寒症状才是最重要的。

促进血液循环，改善子宫内膜的刮痧方法

以石门和气海为中心通过刮痧按摩的方法来按摩腹部，可以温暖子宫，改善子宫内部的环境，为受精卵和胎儿提供温暖的"棉被"。

刮痧是根据中医医学的经络疗法来帮助缔造易于怀孕的女性体质的一种自然疗法

对于备孕女性而言，随着年龄的增长，子宫会失去之前的柔软度而变得僵硬，同时子宫内部的环境也会随之恶化，不仅使受精卵着床变得困难，而且即便能够怀孕，恶劣的子宫环境也可能会带来流产等后果。缓解僵硬的子宫，使子宫内部及周围的环境变得温暖而柔软，为受精卵的着床和胎

儿的成长发育提供一个如棉被般舒适的环境非常重要。

子宫卵巢刮痧疗法以女性的下腹部（石门、气海两穴位）为中心，进行刮痧。该疗法能够改善血流和淋巴的循环状况，温暖子宫，舒缓子宫所承受的压力，改善子宫和卵巢周围的血流环境，帮助输送卵子生长所需的营养，平衡激素状态。

对于多数不孕不育的女性而言，内心所承受的压力是常人无法想象的。如果压力长期积累无法得到疏解的话，就容易引起自主神经紊乱以及激素失衡的状态。通过刮痧理疗能够舒缓焦虑的精神状态，安抚女性焦躁的情绪，使紊乱的自主神经以及失衡的激素恢复至平衡。

刮痧在舒筋、通络、行气活血方面尤其有效

舒筋就是舒展筋骨的意思。通络指的是疏通经络及毛细血管的循环。通过面部刮痧，可以使面部变得有光泽，改善面部颜色。其次，行气活血的"行气"可以使全身变得畅通，消除压力；"活血"可以使血液更加畅通的循环。

中医学里将不孕症理解为经络不通，比如手脚冰凉、子宫、骨盆、内脏的血液循环不畅等都是由于风湿性的经络不通所导致的。子宫、卵巢的刮痧按摩，作为一种可以提高女性激素的治疗方法，不仅运用于不孕症，在治疗痛经、卵巢囊肿、巧克力囊肿、子宫肌瘤及更年期综合征方面也被广泛地运用。

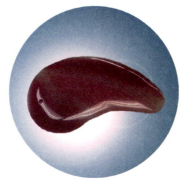

通过刮痧板刺激子宫及卵巢对应的穴位，疏通经络，可以消除紧张感，放松肌肉，疏通毛细血管，进一步改善子宫及卵巢的血液循环。也就是说为迎接新生命的到来做好充分的准备。

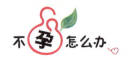

　　子宫、卵巢的刮痧按摩按照头部—后背—骨盆—腹部—足部的顺序进行。"旋转""刮""按"是刮痧的刺激方法。旋转可以集中人的精气，刮可以使得循环畅通，按可以刺激各个穴位。若有刮痧板的话，自己也可以方便地进行刮痧按摩，大家不妨在家自己试一下。

　　用刮痧板凸起的部分围绕肚脐下及其斜下方一圈圈连续不断地进行按摩。卵泡期第一步：以肚脐斜下方左右两侧为中心，按顺时针方向分别画圈。黄体期第一步：以肚脐为中心，顺时针围绕肚脐画圈。

　　第二步：接下来用刮痧板凹下的部分以肚脐为中心进行顺时针画圈，持续刮痧3分钟。配合松节精油使用效果更好。这样整个流程的刮痧理疗便告一段落。刮痧结束后将温灸器固定在肚脐位置进行温灸。

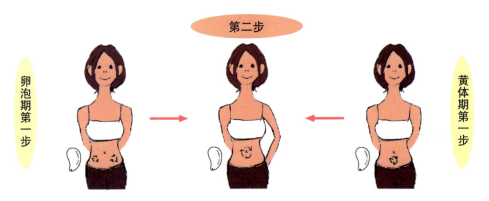

第二步

卵泡期第一步

黄体期第一步

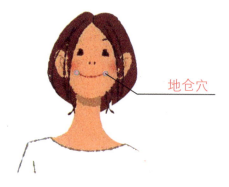

地仓穴

　　刮痧时，除了上面介绍的那几个穴位之外，在嘴角，也就是嘴唇的横向两侧有被称为"地仓"的穴位，同时，与这个"地仓"穴相连接的经络，是被称为"足阳明胃经"的属于胃经并运行至脚部的阳经的经络，此经络通过卵巢。年轻人面部肌肉紧实，所以嘴角都上扬，而老年人嘴角下垂，也反映了她的身体状况，这里也是反映卵巢状况的地方。所以，经常用刮痧板，沿嘴角往上刮，有助于您嘴角上扬保持青春活力，相应地也容易使卵巢恢复年轻。

刮痧时，附以松节精油能取得进一步疗效

松节精油是从松树的瘤状增殖部位提取出的一种有效成分，这一部位含有大量松树在受到病虫侵袭时分泌出的有效自愈成分。

使用松节精油进行芳香疗法时，精油中的清新的松香气息通过鼻腔刺激大脑，使人如同沐浴在原始森林之中，从而达到放松身心的作用。而且，它还可以调节自主神经提高免疫力，维护精神上的平衡，缓解身体不适，从而提高生育能力。另外，松节精油中蕴含的植物性的药理作用，可以调整激素平衡，促进血液循环，还有提高性欲的作用。

找到自己喜欢闻的精油，试着享受它的芬芳吧。

松节精油按摩可以通过皮肤摄入有效成分

如果想更好地体验松节精油的作用，可以进行精油按摩。松节精油采用无刺激温和的护肤基质，通过按摩皮肤，精油中所蕴含的有效成分可以通过皮肤下的血管进入身体，更有助于放松身心和促进血液循环。

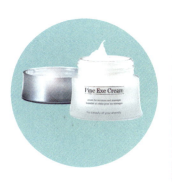

提高生育能力的松节精油

松节
- 抗炎止痛、防止骨质疏松
- 温阳祛湿、活血，清除血管内的沉积物
- 促进子宫内血液循环，改善子宫和卵巢的炎症
- 改善畏寒体质

甘草
有抗炎症的作用，能消除皮肤红肿现象

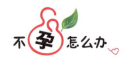

在自己家里就可以进行的松节精油按摩

松节精油按摩所用的按摩油，是将松节进行充分提纯，再加以温和无刺激的护肤品基质（可用于面部）充分混合而成，对皮肤不会造成任何伤害。一次取一元硬币大小的量，在手中慢慢匀开，然后开始按摩。

 通过直接作用于腹部来改善子宫的血流，维护激素平衡

双手交叠，手掌以肚脐为中心，按顺时针方向轻柔画圆，按摩 5 圈后，把手掌在肚脐下（子宫所在的位置）放置 10 秒钟，暖和一下这个部位。

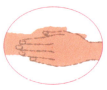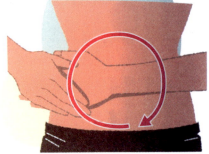

脚部 通过作用于容易发冷的下半身和有淋巴结的脚踝，改善身体的寒冷和浮肿现象

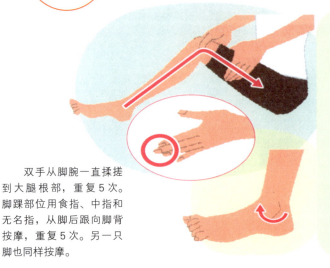

双手从脚腕一直揉搓到大腿根部，重复 5 次。脚踝部位用食指、中指和无名指，从脚后跟向脚背按摩，重复 5 次。另一只脚也同样按摩。

进行松节精油按摩时应注意的要点

- 松节精油一定要使用加入润肤基质的专门用品
- 不可使用未经加工的纯松节油
- 尽量避免饭后1小时之内进行
- 要每天使用并坚持一个月以上
- 手贴紧皮肤，轻柔触摸
- 确认怀孕后16周以内不要进行

口服液（Shawkea T-1）能提高卵子质量、培育易孕体质

给患者带去希望的Shawkea T-1

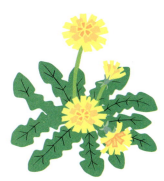

Shawkea T-1 是一种从蒲公英等中药材中提取出的氨基糖链状的物质，与一般的蒲公英茶、蒲公英咖啡不同。它含有人体必需的营养成分——糖链。

糖链也被称为继核酸、蛋白质之后的第三生命链。它与蛋白质、脂类相结合，形成糖蛋白质、糖脂类并存于细胞表面。除了在蛋白质的安定化、活性化以及控制输送等方面发挥作用外，也成为细胞间相互交流的纽带。糖链像汗毛一样覆盖在细胞表面，发挥细胞间的相互识别及相互作用的功能，控制着一个有 60 兆个细胞的社会。糖链异常会引发细胞体系的混乱。当细菌或病毒入侵体内，免疫细胞不能正常识别，不能顺利应对而进入战斗状态时，病情就会恶化。如哮喘、花粉症、癌症、糖尿病等的发生，其中一个原因就是糖链异常、糖链不足 *。

糖链在生命诞生时也起到至关重要的作用。人的卵子只接受人的精子，是因为卵子表面的糖链能够判断是否是同一类。卵黄有卵黄膜，受精便是通过这个膜双方的糖链得以确认。也就是说如果双方是正常的糖链，会瞬间读取遗传基因信息并完成受精，且能帮助受精卵寻找在子宫内的最佳着床位置。但是，如果糖链有异常，就不能正确识别，受精就无法进行。因此，可以说糖链是怀孕的重要间质。

在糖链营养不足时，女性卵子的受精能力低下，男性精子畸形。上了年纪的人，由于卵巢机能衰退，卵子的状态会发生变化，糖链的异常也是其中一个变化。

---

* 糖链营养素的研究于 2003 年 2 月在麻省理工学院出版的《技术评论》杂志上被选为"改变世界的十项技术"之一。

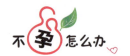

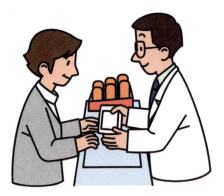

Shawkea T-1的作用

Shawkea T-1，不仅具有极强的抗病毒作用，可以有效地改善肝功能，而且其对于生殖系统机能的改善，也有着显著的令人吃惊的效果。

生殖激素与体内各种各样的生理过

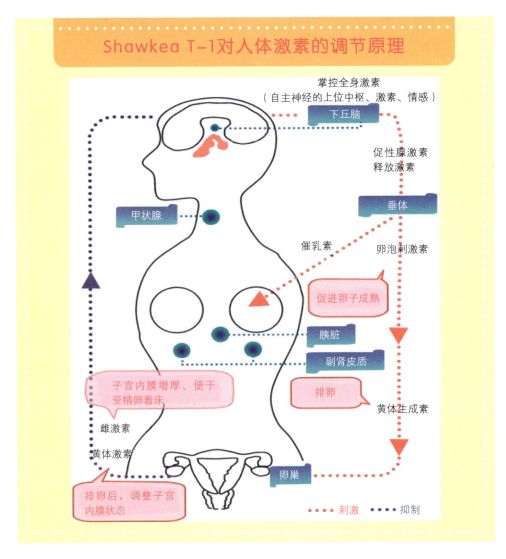

Shawkea T-1对人体激素的调节原理

掌控全身激素
（自主神经的上位中枢、激素、情感）

下丘脑

促性腺激素
释放激素

甲状腺

垂体

催乳素

卵泡刺激素

促进卵子成熟

胰脏

副肾皮质

子宫内膜增厚、便于
受精卵着床

排卵

雌激素

黄体生成素

黄体激素

卵巢

排卵后，调整子宫
内膜状态

······ 刺激　　······ 抑制

程密切关联。更年期障碍、不孕不育症、肥胖症等都是由于生殖激素失调所引起的。虽然引起这些症状的作用机理目前尚不明确，但由于中药在治疗这些症状方面具有一定的效果并且副作用小，因此近几年中药在这些疾病的治疗上都取得了较为理想的效果。

Shawkea T-1可以使老化的卵子或其受容体"返老还童"

Shawkea T-1 使卵巢的功能得到提高，卵子的发育状况也会相应变好，同时，卵子的受体增多后，卵子便能多吸收女性激素中必要的成分，从而培育出成熟的优秀的卵子了。

特别需要指出的一点是：卵子的周围附着着许多颗粒细胞，它是为卵子提供营养的。随着年龄的增加，颗粒细胞会随之减少，卵子的发育状况就会恶化。Shawkea T-1 尤其能够在这种颗粒细胞中发挥功效，使颗粒细胞增多。这也正是 Shawkea T-1 产生疗效的一个重要原因。

Shawkea T-1有调节内分泌激素的作用

月经开始后，FSH 开始分泌，它促进卵巢中未成熟的卵子发育成熟。最后只有最大的且成熟了的卵细胞才得以生存下来。

雌激素的分泌会随着排卵期的临近而急剧增多。当雌激素充分地增加时，下丘脑会感知到这一信息，并向垂体发出分泌大量 LH 的指令。这样分泌出来的 LH 就会作用于成熟的卵细胞中并使其排卵。

Shawkea T-1 在下丘脑中发挥作用，通过刺激下丘脑后，使垂体有规律地分泌 FSH 和 LH。由此证明了 Shawkea T-1 有调节激素的功效。

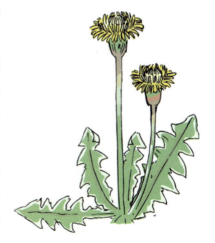

实际上，Shawkea T-1 进入人体后，神经传递物质中的多巴胺分泌会更加旺盛，使体温上升，血液流动加快，缓解紧张，从而

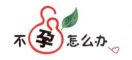

使 FSH 和 LH 分泌更加平衡，排卵的状态更好，卵巢的机能得到提升，对子宫内膜产生良好的效果，使受精卵更容易着床。

此外，Shawkea T-1 对精子也有一定的影响。之所以这样说，是因为 FSH 不仅能促进制造卵子也能促进制造精子，所以 FSH 平衡不良便无法制造好的精子。由于 Shawkea T-1 可以调整垂体激素的分泌，调整 FSH，在产生精子的睾丸中发挥作用，提升其制造精子的能力。

Shawkea T-1通过调节TSH，使得这种甲状腺激素的功能正常化

甲状腺激素与女性的妊娠也有密切关系，由于调节甲状腺激素平衡的 TSH（促甲状腺激素）是由垂体分泌的，所以 Shawkea T-1 对 TSH 的调节也会有益于控制甲状腺激素的平衡，从而对女性的妊娠起到有效的作用。

例如，虚寒症被认为是一种身体老化现象，其中一个原因就是由于甲状腺激素的功能变差。由于虚寒症会造成不易妊娠的体质，甲状腺激素功能低下，就难以培育优质卵子。

Shawkea T-1有改善血流的作用，可以给线粒体提供充足的能量

细胞的老化与线粒体有密切的关系，卵子的成熟是由于细胞内的线粒体来供应细胞能量。说得形象一些，线粒体担负卵子成长的职责。所以，随着线粒体的年龄增大，功能变差，卵细胞的质量自然也会降低。

Shawkea T-1 作用于老化的线粒体的受体，将会改良线粒体的功能。

过量摄入甜食，线粒体功能会恶化，由于 Shawkea T-1 可以促进糖的利用，所以可以充分调动线粒体的功能。

Shawkea T-1对糖尿病也有效

作为检测糖尿病重要指标之一的 HbA1c（糖化血红蛋白），是红细胞的蛋白质即 Hb（血红蛋白）和糖（葡萄糖）结合而形成的物质。

血红蛋白起着将氧气运输到身体各部分的作用，它在体内循环时，逐渐与血管内的葡萄糖相结合。所以，高血糖，即多余的糖越多，其结合的

机会就越大，HbAlc 也会越多。但是，服用 Shawkea T-1 后，这种 HbAlc 值会下降。有很多与此相关的临床数据，也证明 Shawkea T-1 对糖尿病也很有效。

例如，在卵巢中积聚大量卵泡囊而引起月经不调和不孕的多囊卵巢综合征，原因之一便是糖代谢的异常。实际上，血糖值高的人和喜欢甜食并经常食用甜食的人容易得这种病，但是 Shawkea T-1 对上述情况疗效显著，也有很多因此受孕的实例。

Shawkea T-1具有很强的解毒作用，帮助妊娠

我们人类通过进食将营养储存在体内，并将其转化为能量。但是其后一定会残留代谢物，如生活中的各种污染物，农药、防腐剂、各种食品化学添加剂等若不将其排出体外而聚集在体内就会成为体内毒素。

若体内毒素逐渐增加，血液、淋巴液的循环将会恶化，导致氧气、营养等不能顺利运送到细胞，细胞就会衰弱，新陈代谢下降，妊娠力也下降。于是，我们就将体内的代谢物以尿、大便、汗的方式排出体外。尿液其实是血液循环后所产生的废物，尿液无法排出，就无法解毒。Shawkea T-1 有扩张末梢血管的作用，末梢血管扩充后，血液、淋巴液的循环就会变得顺畅，而代谢物则能顺利排出。所以许多人服用后，尿量增多成为普遍现象，这也是 Shawkea T-1 解毒作用的一个重要原因。

若肾脏不能处理代谢物，它也是很容易残留在生殖系统内的，这就是所谓生殖毒。因为生殖需要大量的营养，而用于运输营养物质的是体内丰富的毛细血管。因此，毒素也更容易残留，如果在不知不觉中生殖细胞内积聚了体内的毒素，就很有可能导致不孕不育。即便好不容易怀孕了，羊水若受到体内毒素的影响，胎儿也不容易生长，这种毒素会伤害胎儿基因，导致流产、死产。

Shawkea T-1还具有减轻排卵诱发剂副作用的功效

目前，在日本还有医师将 Shawkea T-1 的提取物应用于治疗更年期障

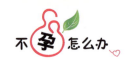
碍。激素补充疗法对于治疗更年期障碍是非常有效的，但这种治疗方法有可能引起其他的疾病。根据大阪市立大学妇产科的研究发现，Shawkea T-1提取物能够使激素受体活性化，因此可用于缓和更年期障碍以及减少用于补充激素类药物的用量。

其他培育易孕体质的方法——少吃糖与断食疗法

糖分摄取过多会使卵子老化，人上了岁数身体就会僵硬，这是因为人体蛋白糖化而影响了细胞的代谢功能，所以有了要宝宝的打算，一定要克制自己的"甜蜜欲望"。

另外，适当的节食，身体的饥饿让大脑产生危机感，这种刺激疗法，最近在日本非常流行。其原理在于适当减少血糖（Shawkea T-1 也可以降低血糖，这也是许多糖尿病患者服用有效的原因），或者说饥饿可以激活卵子内线粒体活性；另外，还可以激活老化抑制基因，有实验表明，空腹状态下，这种基因活性化后能阻止细胞老化。

现代社会，人们摄取的营养其实已经远远超过人体的需要。这些过多的能量，会让人类本能地产生阻止生殖的反应。只有当人类有危机感的时候，才会产生生殖冲动，这也是不孕不育多发生在发达国家和地区，而一些贫困地区却出现"越穷越能生"的现象的原因。由于仅在排卵期3～5天前节食，且早饭一定要吃，所以

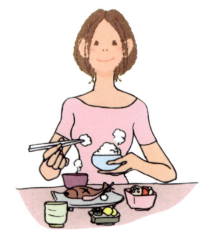

不会给身体造成大的伤害。目前，对于此种方法的有效性已得到许多医生的认可。

有意识地培养自己的母性意识，激发母爱

某种意义上说，只有当一个女性成为了母亲，她才能真正成为一个完整意义上的女人。所以不能生育自己的孩子，对绝大多数女性是不能接受的。然而，现在却有很多夫妇结了婚也不想很快要孩子，或者一生都不想要孩子。他们只想享受夫妻的二人世界，因而一直采取避孕措施。"有小孩很麻烦"的观点长期占据她们的头脑。不知不觉岁月流逝，等到有一天，突然觉得该要个孩子了，但这时，大脑就会由于长期产生的对要孩子的排斥，无法向身体下达受孕的指令。这也就是长期的避孕很容易造成不孕的原因。

那么，要想让大脑尽快下达受孕指令该怎么办呢？平时，可以体验一下图画书、童谣或者儿童电影电视、文娱活动等，还可以去一下商场的婴儿用品卖场，或者见到亲戚朋友的婴儿，可以请求让自己抱一下孩子之类的，通过这些行为，唤醒自己体内的母性，大脑就会慢慢地产生要养育孩子的意识。因此，抱着积极的养育婴儿的态度，并将这种心情贯穿于自己生活的方方面面，是非常重要的。

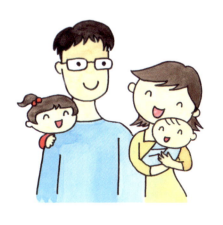

至此，想做母亲的女性们，您们还有什么感想吗？

女士们，请尽量保持一种慢生活的状态，例如：拥有充足的睡眠；能在激素形成的时间内按时睡眠；有条件的话多在浴缸内泡泡温水澡；有充足的时间并愉快地用餐；适当运动；乐观积极，不要愁眉不展……

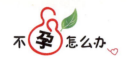

　　这是适应大自然的养生方式。当然，生活在现在这个到处都充满压力与竞争的社会，能淡定从容地对待身边的一切是不容易的，也包括对待怀孕这件事，来自社会与家庭成员的压力是很难让人不对此感到焦虑的。但是，越是如此，越应该意识到自己是自然的一部分，不要盲从，不要给自己增添巨大的精神负担，不要心存压力，要按照自己的生存方式、自己的节奏快乐地生活。只有这样身体才会向易孕体质改进。要相信，放松心情，好"孕"就会来到！

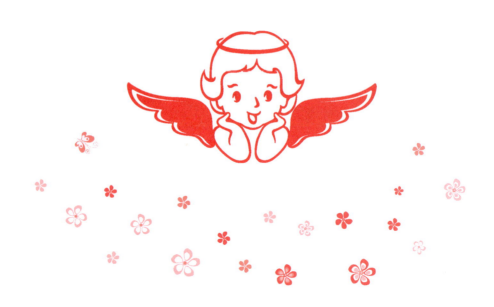

参考文献

［1］Shawkea T−1 可刺激小白鼠生殖激素的分泌、增加高龄小白鼠的排卵数

第 57 回日本生殖医学会讲演会・总会

［2］Shawkea T−1 可增加生殖激素的受体

INTERNATIONAL JOURNAL OF MOLECULAR MEDICINE 20 刊登

［3］Shawkea T−1 激活下丘脑、垂体机能

健康科学关西（Kansai Health Sciences）02 刊登

［4］Shawkea T−1 可提高排卵率

Kansai Japan for Reproductive Medicine 刊登

［5］Shawkea T−1 能促进垂体 LH、FSH 激素的分泌

生命科学（Life Sciences）1996 年刊登

［6］Shawkea T−1 对性激素的影响

Kansai Japan for Reproductive Medicine 刊登

［7］Shawkea T−1 有扩张毛细血管的作用

健康科学关西（Kansai Health Sciences）20 刊登

［8］Shawkea T−1 对卵泡刺激素、黄体生成素分泌的影响

4th International Symposium on TCM Tianjin，China 刊登

［9］Shawkea T−1 可抑制服用促排卵剂时副作用的产生

日本临床代替医学会（2nd Alternative Medicine Japan Clinical Medicine Japan）

［10］Shawkea T−1 对不孕治疗的有效性

Kansai Japan for Reproductive Medicine 刊登

［11］Shawkea T−1 在妇科领域的应用

5th International Symposium on TCM Tianjin，China 刊登

［12］Shawkea T−1 对降低血糖的有效性

第 31 回和汉医药学会 2014 年

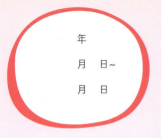

年
月　日～
月　日

	月													
	日													
	月经周期													
体温 (℃)	3													
	2													
	1													
	37.0													
	9													
	8													
	7													
	6													
	5													
	4													
	3													
	2													
	1													
	36.0													
	9													
	8													
	7													
	6													
	5													
月　经														
分泌物														
非经期出血														
小腹痛														
性生活														
规定时间以外体温的测量														
备　注														

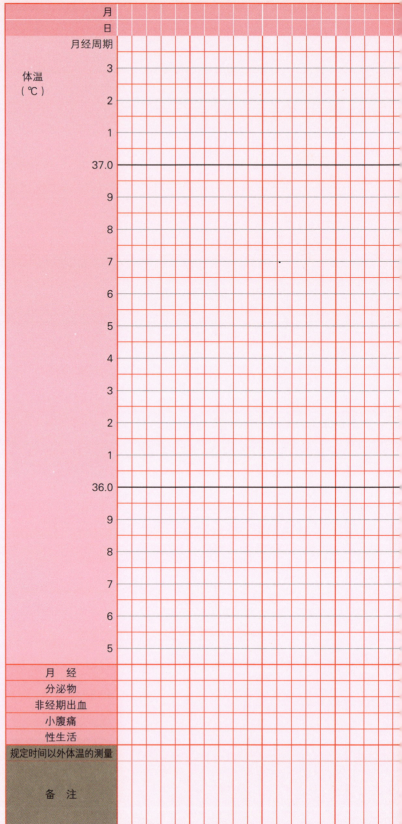

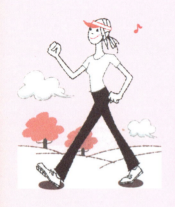

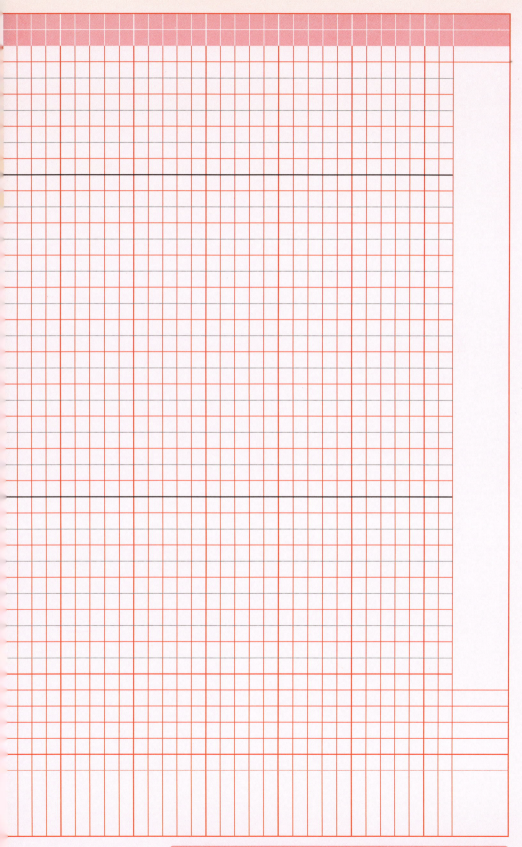

记号：×···月经 +···分泌物 ▲···非经期出血 △···小腹痛 〇···性生活